Sida et autres infections sexuellement transmissibles

JEAN-PHILIPPE ROGEZ

Sida et autres infections sexuellement transmissibles

HERMANN ÉDITEURS

Collection sous la direction du Docteur Eric Marsaudon

déjà parus :
- Alimentation du diabétique, *Eric Marsaudon*
- Diabète, *Eric Marsaudon*
- Mieux dormir, *Zara de Saint-hilaire*
- Obésité, *Eric Marsaudon*
- Ostéoporose, *Jean-Claude Basdekis*

à paraître : Le Cholestérol *Alain Pradignac*

www.editions-hermann.fr

ISBN 2 7056 6742 9

Table

Introduction

La sexualité fait partie de la vie. Elle en est une composante importante. Les relations sexuelles sont source de plaisir, d'épanouissement et de bonheur, et représentent un mode d'échange privilégié avec le partenaire. Dans le temps et la répétition, elles sont un élément essentiel dans la relation très spécifique qui constitue un couple, quelle que soit la durée de celui-ci.

La gravité des infections virales comme le sida, l'hépatite B ou les papillomavirus, la fréquence des autres infections sexuellement transmissibles (IST) et leurs conséquences, font trop souvent aborder les informations sur la sexualité par le biais de la maladie, de la souffrance, du risque vital, de l'autre vécu comme dangereux. Ces démarches viennent renforcer les angoisses et les interrogations enfouies en chacun, et renvoient à la notion de mal et de punition.

Toute démarche préventive doit, pour être entendue, s'inscrire dans un discours positif sur la sexualité, sous peine d'être globalement rejetée avec les aspects pessimistes ou moralistes qu'elle pourrait contenir.

Comme toute activité humaine, la vie sexuelle expose à des risques, d'autant plus difficiles à appréhender qu'on touche ici au domaine de l'irrationnel. Les connaître, savoir les éviter, apprendre à y faire face, est nécessaire pour que le plaisir soit un chemin d'épanouissement. Le but de cet ouvrage est d'y contribuer.

Les IST sont des infections dont les germes responsables sont transmis par les organes génitaux, pendant un rapport sexuel. Pendant longtemps, elles ont été dominées par des infections bactériennes. La découverte des antibiotiques a fait considérablement régresser la syphilis et les gonococcies, et si les infections à chlamydiae restent très fréquentes, c'est du fait de la discrétion habituelle de leurs manifestations, qui retarde le traitement.

Actuellement, les principales IST sont d'origine virale : le sida, mais aussi l'hépatite B et les papillomavirus qui peuvent mettre en jeu le pronostic vital, et les virus de l'herpès, très contagieux, qui s'installent définitivement dans l'organisme infecté. De gros progrès ont été faits ces dernières années dans la mise au point de traitements antiviraux, mais ceux-ci se limitent à inhiber la multiplication des virus, sans pouvoir les éradiquer.

D'autres infections peuvent être transmises au cours des rapports sexuels, soit très rares en France, comme la lymphogranulomatose vénérienne ou le chancre mou, soit fréquentes et sans gravité médicale, comme le trichomonas, parasite très répandu, surtout responsable d'inconfort et de gêne fonctionnelle.

I

Sida

Le sida est le stade évolutif ultime d'une infection par le virus de l'immunodéficience humaine ou VIH (en anglais HIV). Son mode de contamination est majoritairement sexuel. Son évolution, en l'absence d'un traitement spécifique prolongé, lourd et onéreux, est le plus souvent mortelle. Il n'existe pas de vaccin préventif.

1 Historique

1.1 Découverte du sida : 1981

C'est aux États-Unis, en 1981, que les autorités sanitaires ont été alertées par l'augmentation brutale des cas d'infection pulmonaire liée à un parasite, *Pneumocystis carinii*. Ces infections étaient connues pour toucher des malades présentant des immunodépressions congénitales ou secondaires à des traitements anticancéreux. L'enquête épidémiologique a montré que les nouveaux cas survenaient chez des hommes jeunes, sans antécédents particuliers, dont le seul point commun était l'homosexualité. Ces patients présentaient une profonde altération de l'immunité et ce syndrome inconnu a été nommé Syndrome d'ImmunoDéficience Acquise (sida).

1.2 Découverte du VIH : 1983

Le virus de l'immunodéficience humaine a été isolé en 1983 par Françoise Barré-Sénoussi et Luc Montagnier, chercheurs à l'Institut Pasteur de Paris, à partir d'un ganglion prélevé sur un patient atteint de sida. Il s'agissait d'un nouveau virus appartenant à la famille des rétrovirus. Les rétrovirus sont connus depuis 1910, mais ce n'est qu'en 1978 que l'équipe du professeur Gallo, aux États-Unis, a isolé le premier rétrovirus humain, le HTLV-1, responsable de pathologies très différentes.

En 1986, la découverte d'un autre type de VIH a fait distinguer, le VIH-1, premier virus isolé, responsable de la redoutable pandémie actuelle, et le VIH-2, moins agressif pour l'organisme et retrouvé essentiellement en Afrique de l'Ouest.

1.3 Origine des VIH

Deux types d'informations permettent de répondre à cette question : des analyses rétrospectives et des études virologiques. Des sérologies pratiquées sur des échantillons de sang, prélevés des années auparavant et stockés dans des laboratoires, se sont avérées positives, apportant la preuve de l'existence du VIH en 1970 au Zaïre, mais aussi aux États-Unis.

Comme tous les virus, le code génétique du VIH est constitué d'une succession d'acides nucléiques : le génome (l'équivalent des chromosomes chez l'homme). L'analyse par séquençage de certains fragments des génomes de nombreux VIH fait apparaître des similitudes et des différences entre ces virus. Cela permet de déterminer des sous-types (génotypes) et d'établir des filiation entre eux (études phylogénétiques). Ces techniques permettent d'identifier des ancêtres communs, de déterminer la date approximative de leur apparition et de suivre la propagation de l'épidémie.

Le VIH appartient à la famille de rétrolentivirus. L'apparition du VIH est la conséquence de mutations survenues sur des virus responsables d'infections asymptomatiques chez des singes africains. L'ancêtre du VIH-1 est un virus infectant les chimpanzés d'Afrique centrale, celui du VIH-2, les mangabeys d'Afrique de l'Ouest. Selon les études phylogénétiques l'apparition du VIH-2 daterait du début du vingtième siècle, celle du VIH-1 des années 1930-1940.

1.4 Évolution initiale de l'épidémie

Apparue en Afrique, l'épidémie de VIH a connu une forte accélération dans les années 1950, probablement favorisée par les efforts de médicalisation (vaccinations, injections d'antibiotiques) à une époque où les techniques de stérilisation, efficaces contre les infections bactériennes, ne prenaient pas en compte le risque de transmission virale.

Par la suite, la pauvreté, la sous-médicalisation, les tragédies engendrées par les guerres post-coloniales ont favorisé l'extension du VIH dans le continent africain, qui reste la région du monde la plus dramatiquement touchée. Parallèlement, les voyages ont rapidement fait diffuser le VIH dans les autres continents, l'épidémie évoluant le plus souvent en fonction des conditions socio-économiques.

1.5 Évolution du VIH-1

Le VIH-1 présente une grande variabilité génétique et sa multiplication a fait émerger de nombreux sous-types classés selon les lettres de l'alphabet. Tous ces sous-types sont présents en Afrique, avec prédominance du sous-type A, mais à travers les différentes régions du monde, leur répartition est très variable, permettant de suivre les différentes vagues épidémiques.

Le sous-type B, apparu précocement, a été, au début de l'épidémie, largement majoritaire aux États-Unis et en Europe. Il a de ce fait été le plus étudié. Le sous-type E, prédominant en Asie du Sud-Est, ne serait apparu qu'au milieu des années 1980. La grande homogénéité de ses souches est un signe de l'intensité du développement de l'épidémie dans cette région.

En-dehors de l'intérêt épidémiologique, l'étude des sous-types du VIH est importante pour adapter les tests de dépistage et vérifier la sensibilité des

Tableau 1 : les grandes dates de la maladie VIH.

Vers 1920	Apparition du VIH-2 en Afrique de l'Ouest
1930-1940	Apparition du VIH-1 en Afrique centrale
1969 (?)	Apparition du VIH-1 en Amérique du Nord
1981	Découverte d'une nouvelle maladie : le sida
1983	Découverte du VIH-1
1986	Découverte du VIH-2
	Utilisation du Retrovir® (premier antiviral)
1996	Utilisation des trithérapies

virus aux traitements. Jusqu'à présent, on n'a pas trouvé de différences significatives entre ces sous-types, concernant la transmission ou l'évolution de la maladie. Néanmoins, on a évoqué une contagiosité plus grande de certaines souches africaines. Progressivement, apparaissent des recombinaison des différents sous-types du fait de surcontaminations, par une nouvelle souche, de patients déjà infectés.

2 Épidémiologie

2.1 Dans le monde

Depuis le début de l'épidémie, la maladie VIH s'est développée dans tous les pays du monde, particulièrement favorisée par la pauvreté, les violences et la sous-médicalisation. Selon l'OMS, on estimait en 2005 à **40 millions** (36,7 à 45,3) le nombre de personnes vivant avec le VIH. Il ne s'agit que d'une estimation, étant donnée l'absence de système de déclaration fiable dans nombre des pays concernés.

Sur ces 40 millions, on compte 38 millions d'adultes, dont 17,5 millions de femmes et 2,3 millions d'enfants de moins de 15 ans. À ces victimes directes de la maladie, il faut ajouter 15 millions d'orphelins de parents morts du sida, dont 12 millions vivent en Afrique.

En 2005, le nombre de nouvelles contaminations était estimé à près de 5 millions (soit 13 700 par jour), dont 700 000 enfants, et le nombre de décès à 3 millions, dont 570 000 enfants. C'est **l'Afrique subsaharienne** qui paye le plus lourd tribut avec près de 26 millions de sujets atteints, mais, depuis quelques années, l'épidémie connaît une extension rapide en **Asie** (7,4 millions). **En Europe de l'Est et en Asie centrale,** le nombre de séropositifs a été multiplié par 20 en moins de 10 ans ; l'épidémie y touche surtout les usagers de drogue et leurs partenaires sexuels. **En Amérique du Nord et en Europe de l'Ouest**, seules régions à bénéficier réellement des traitements anti-VIH, le nombre de sujets vivants avec le virus augmente lentement, traduisant la persistance des nouvelles contaminations, mais aussi le recul significatif de la mortalité grâce à l'utilisation des trithérapies.

2.2 En France

L'évolution de l'épidémie VIH est suivie par la déclarations des patients entrant au stade sida et, depuis quelques années, par notification obligatoire lors du diagnostic.

2.2.1 SUIVI DES DÉCLARATIONS SIDA

Depuis le début de l'épidémie, tout nouveau cas de sida doit être déclaré de façon anonyme aux autorités sanitaires. Ces données ont l'avantage d'être fiables, avec un recul de plus de 20 ans (tabl. II). Elles permettent d'étudier, chaque année, les différents modes de contaminations et les populations touchées.

Cette approche présente un inconvénient majeur : le délai entre la contamination et la survenue du sida (variant de 7 à 10 ans en-dehors de tout traitement). L'image de l'épidémie est, de ce fait, décalée et ne rend pas bien compte des évolutions récentes.

Tableau II : Nouveaux cas de sida par an en France.

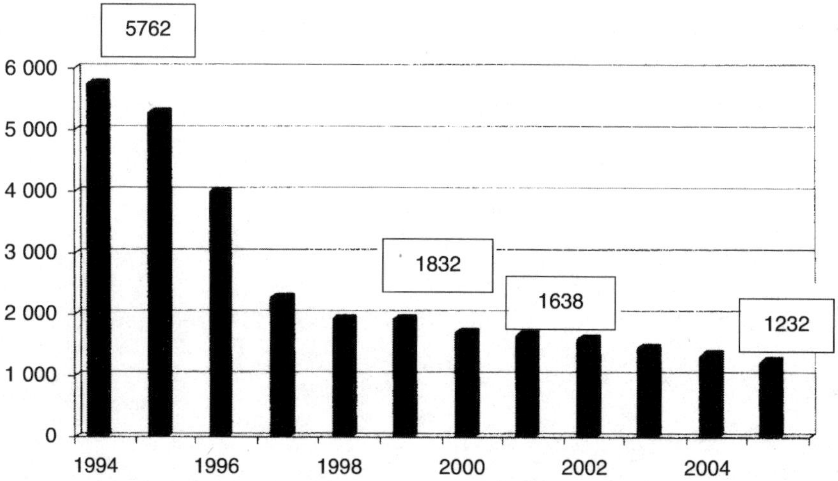

2.2.2 RÉPARTITION GÉOGRAPHIQUE DES CAS DE SIDA

La moitié des patients atteints de sida sont domiciliés dans la région parisienne. Viennent ensuite la région Provence-Alpes-Côte d'Azur et le Languedoc-Roussillon, puis les régions Aquitaine et Midi-Pyrénées. Le nord et l'est de la France sont moins touchés par la maladie.

2.2.3 AMÉLIORATION DU PRONOSTIC DE LA MALADIE SOUS TRITHÉRAPIE

L'utilisation des trithérapies, depuis 1996, a considérablement fait diminuer le nombre de sujets évoluant vers le sida, passant de près de 6 000 en 1994 à 1 232 en 2005. Cette évolution a rendu indispensable une surveillance différente de l'épidémie, puisque la plupart des patients n'atteignent plus ce stade.

2.2.4 NOTIFICATION DES NOUVEAUX CAS DIAGNOSTIQUÉS

Cette notification est devenue obligatoire depuis 2003, centralisée par l'Institut national de Veille sanitaire (INVS). Bien que non encore exhaustive, elle apporte déjà des indications importantes :

– le nombre de personnes vivant avec le VIH est estimé entre 90 000 et 120 000 ;

– le nombre de nouveaux cas est de 6 à 7000 par an ;

– les femmes représentent plus de 40 % de l'ensemble ; parmi elles, 52 % sont d'origine subsaharienne contre 20 % pour les hommes ;

– 30 % des contaminations datent de moins de 6 mois ;

– les principaux facteurs de risque de ces nouveaux contaminés sont :

- les rapports hétérosexuels : 56 %,
- l'homosexualité masculine : 22 %,
- l'usage de drogues : 2 %.

2.3 Modes de transmission du VIH

Il existe trois modes de transmission du VIH : la transmission sexuelle, la transmission sanguine et la transmission mère-enfant.

2.3.1 TRANSMISSION SEXUELLE

C'est le mode de transmission le plus fréquent, le sperme et les sécrétions cervico-vaginales contenant des cellules contaminées et des virus infectieux. Pour qu'il y ait contamination, il faut qu'une quantité suffisante de virus entre en contact avec une muqueuse réceptive (rectum, organes génitaux ou bouche). **Un seul rapport peut être contaminant,** mais cette contamination n'est pas obligatoire, et il possible d'avoir plusieurs rapports non protégés avec un partenaire séropositif sans être automatiquement contaminé.

Le risque de transmission est donc variable. Il dépend :

– *des conditions socio-médicales* : risque augmenté dans les pays pauvres ;

– *de la charge virale du partenaire contaminé* : plus elle est haute, plus le risque est important, expliquant le fréquence des contaminations pendant la période de primo-infection ;

– *du type de rapport sexuel* : le risque est plus important pour le sujet pénétré que pour le partenaire actif. Le risque est 10 fois plus important au cours des pénétrations anales (sodomies) que lors des pénétrations vaginales. Le risque existe au cours des rapports bucco-génitaux ou bucco-anaux, surtout s'il y a éjaculation intrabuccale ou contact de la bouche avec du sang ou des sécrétions ;

– *du sexe* : dans un rapport hétérosexuel, le risque est estimé 2 fois plus élevé pour la femme que pour l'homme ;

– *de la présence d'une autre infection* responsable d'inflammation des muqueuses, les rendant plus vulnérables ;

– *des éventuelles lésions traumatiques*, particulièrement au cours de viols ou de pénétrations anales ;

– *du cycle menstruel*, le risque étant majoré, pour les deux partenaires, pendant la période des règles.

Il n'y a pas de risque lors des baisers, de la masturbation du partenaire ou des contacts des sécrétions sexuelles avec une peau saine.

2.3.2 TRANSMISSION SANGUINE

L'injection de sang d'un sujet contaminé est susceptible de transmettre le VIH. Il peut s'agir d'un acte de soin (transmission iatrogène), d'échange de seringues entre usagers de drogues intraveineuses ou d'accident d'exposition au sang des professionnels de santé.

Transmissions iatrogènes

Dans le début des années 1980, nombre de malades ont été contaminés par des transfusions sanguines ou des produits dérivés du sang (traitement des hémophiles). La découverte de ce drame, qui a été sanctionné par la mise en accusation de certains responsables politiques et médicaux, a bouleversé l'organisation de la transfusion sanguine, rendant obligatoire la pratique de tests de dépistage pour tout don de sang et l'utilisation de technique de sécurité pour la fabrication des produits dérivés.

Actuellement, la France fait partie des pays bénéficiant de la meilleure sécurité transfusionnelle. Deux millions de culots sanguins sont transfusés chaque année à 800 000 malades. Le risque résiduel de contamination est pratiquement nul (< 1 pour 1 million).

La prise de conscience de ces risques viraux a imposé le dépistage systématique pour tout don d'organe (greffes) ou de liquides biologiques (don de sperme pour insémination artificielle), et a conduit à renforcer les procédures de sécurité :

– utilisation chaque fois que possible de matériel à usage unique (la stérilisation classique supprime les bactéries, mais pas tous les virus),

– procédures de désinfections spécifiques pour le matériel réutilisable (exemple : fibroscopes, matériels de soins dentaires).

Ces dispositions sont la règle en France et dans tous les pays développés, mais sont irrégulièrement appliquées dans le reste du monde, faute de moyens ou de volonté politique, et des milliers de malades continuent chaque année d'être contaminés, notamment en Chine, dans certains pays de l'est de l'Europe et en Afrique.

Échanges de seringues entre usagers de drogues intraveineuses

Le partage de seringues ou d'aiguilles expose à l'injection d'une petite quantité de sang et donc au risque de contamination si l'un des sujets est porteur du VIH, contamination volontiers associée à d'autres agents infectieux et notamment au virus de l'hépatite C.

La lutte contre ce mode de transmission repose d'abord sur la prise en charge de la toxicomanie quand le patient adhère à un tel projet. Lorsqu'un sevrage n'est pas envisageable, il est indispensable de promouvoir l'usage de seringues à usage unique, en en facilitant au maximum l'accès (vente libre en pharmacie, programmes d'échange de seringues usagées contre des kits stériles). Nombre d'usagers de drogues ont compris l'importance de ces recommandations, mais persiste chez certains le défi du risque, ou la diminution de la vigilance sous l'effet d'un premier *shoot*.

Accidents d'exposition au sang des professionnels de santé (AES)

La manipulation, au cours de soins, d'objets ayant été en contact avec du sang d'un malade porteur du VIH expose le soignant à une contamination, en cas de blessure accidentelle. Ces blessures ne sont pas rares, mais les contaminations sont heureusement exceptionnelles. Elles justifient la mise au point de procédures de sécurité, appelées précautions « universelles », dénomination soulignant la nécessité de les appliquer systématiquement pour tout soin à risque concernant tout malade : port systématique de gants lors de l'utilisation d'aiguilles ou de bistouris, utilisation de matériels sécurisés, évacuation des objets usagés dans des containers spéciaux. Ces mesures essentielles ont un coût non négligeable, et ne sont pas toujours mises en pratique dans les pays développés. Elles restent très théoriques dans les pays pauvres.

2.3.3 TRANSMISSION MÈRE-ENFANT

La transmission de la mère à l'enfant peut survenir en fin de grossesse, mais surtout pendant l'accouchement. Elle est également possible pendant l'allaitement. Le risque de transmettre le VIH-1 est, en l'absence de traitement, d'environ 20 %. Il est beaucoup moindre pour le VIH-2.

Une prise en charge adaptée des femmes enceintes contaminées, et la suppression de l'allaitement, permettent de diminuer considérablement ce risque qui passe alors à 1 %.

2.3.4 ÉVOLUTION DES MODES DE CONTAMINATION

En 1988, plus de 50 % des malades passant au stade sida avaient contractés le VIH par rapports homosexuels. Ce pourcentage régresse progressivement et passe à 23 % en 2005. Parallèlement, l'hétérosexualité, retrouvée comme seul facteur de risque, passe de 13 à 55 %, alors que la

Tableau III : Facteurs de risque chez les sujets débutant un sida.

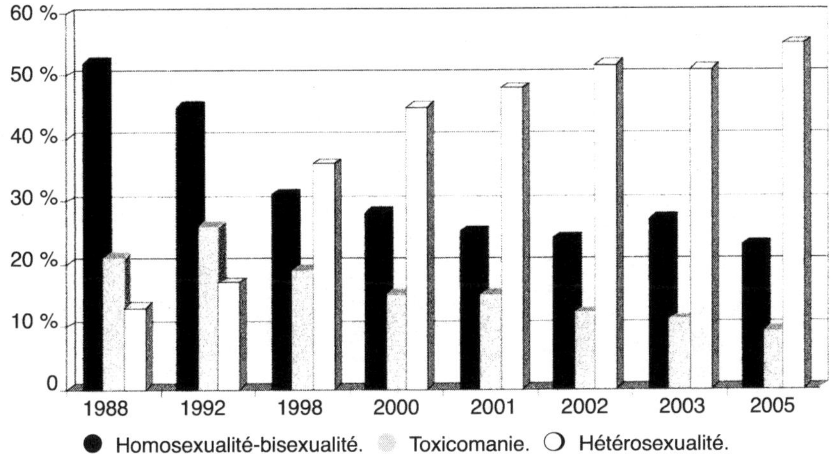

proportion des utilisateurs de drogues intraveineuses passe de plus de 20 % à 9 % (tabl. III).

3 Physiopathologie

3.1 Structure du VIH

Le VIH est une particule sphérique, recouverte d'une membrane sur laquelle sont ancrées les protéines de l'enveloppe externe. Il contient un génome entouré d'une coque protéique, et les enzymes nécessaires à sa multiplication (fig. 1). Les éléments externes (GP-120, GP-41) permettent d'arrimer le virus aux récepteurs de la paroi cellulaire. En effet, comme tous les virus, le VIH ne peut pénétrer que dans les cellules qui possèdent des récepteurs spécifiques.

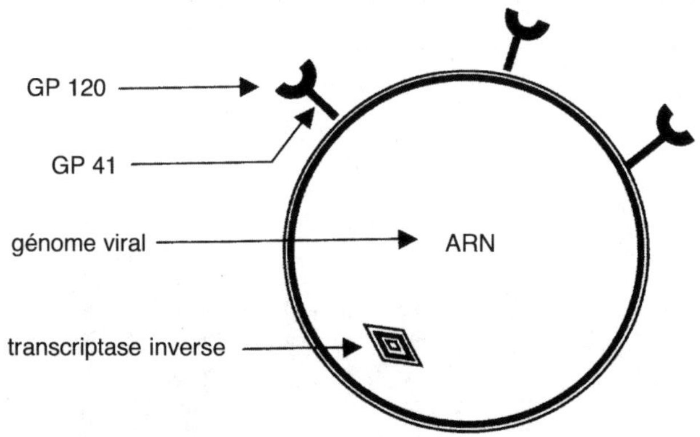

Figure 1 : Structure du VIH.

Le génome du VIH est composé d'acides ribonucléiques (ARN). Pour que le virus puisse se multiplier, son génome doit s'intégrer au patrimoine génétique de la cellule, dont les chromosomes sont composés d'acide désoxyribonucléique (ADN). Il faut donc traduire le « langage » ARN en « langage » ADN. Pour ce faire, le virus possède une enzyme, la transcriptase inverse.

3.2 Cycle réplicatif du VIH

3.2.1 ENTRÉE DANS LA CELLULE ET INTÉGRATION DU VIH

Au cours d'un rapport sexuel, la contamination s'effectue par le contact des VIH contenus dans le sperme ou les sécrétions cervico-vaginales, avec la muqueuse du partenaire. Les virus sont ensuite transportés jusqu'aux ganglions lymphatiques.

Il existe une forte affinité entre les protéines externes du VIH et les récepteurs CD4 qui se trouvent à la surface de certains lymphocytes. Une liaison chimique se forme (fig. 2), qui va secondairement modifier ces molécules et permettre, après interaction avec un autre récepteur cellulaire (corécepteur), la fusion de l'enveloppe virale avec la membrane cellulaire. L'ARN viral pénètre ainsi dans la cellule et est traduit en ADN par la transcriptase inverse. Cet ADN est ensuite intégré (ADN proviral) au génome de la cellule (fig. 3). On a donc une cellule infectée, porteuse dans son noyau des informations nécessaires à la synthèse des protéines constitutives d'un nouveau virus.

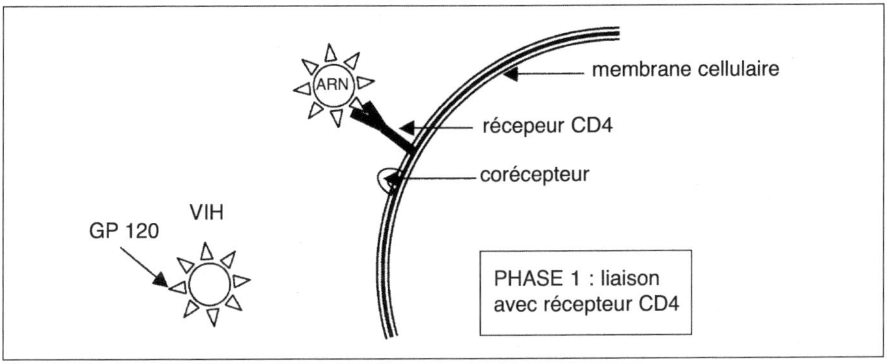

Figure 2 : Cycle réplicatif du VIH : entrée dans la cellule CD4.

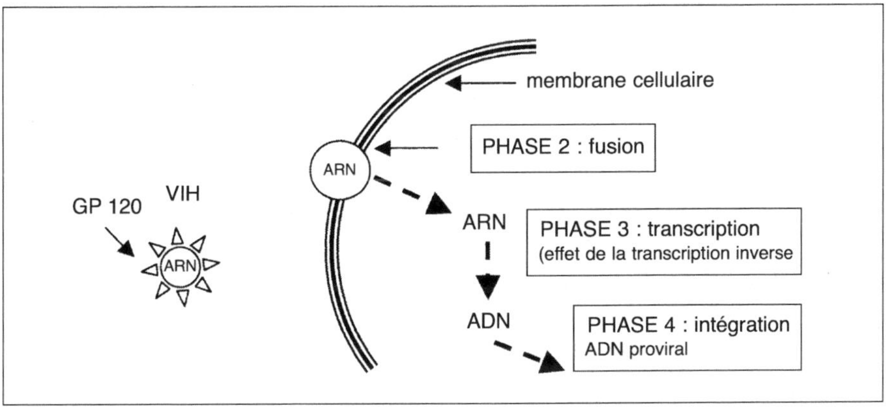

Figure 3 : Cycle réplicatif du VIH : intégration.

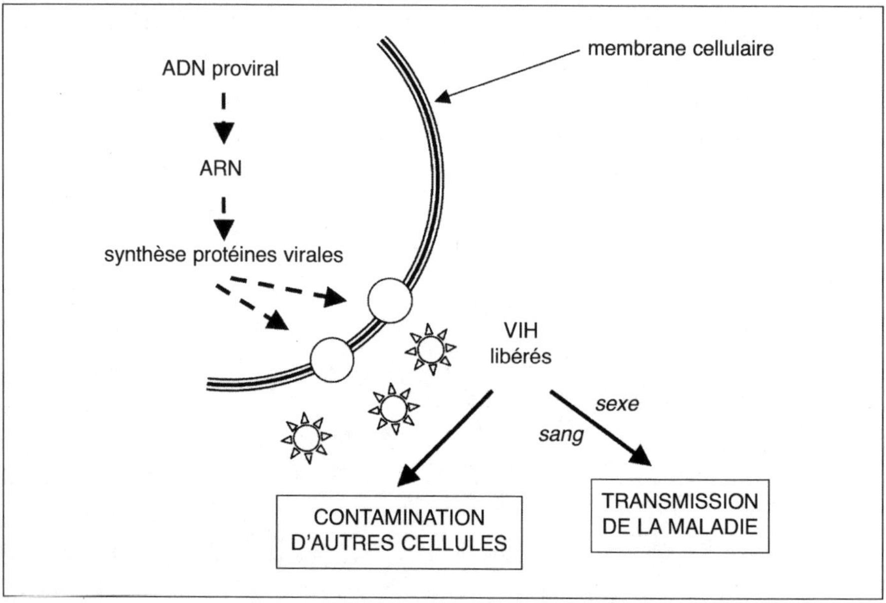

Figure 4 : Phase réplicative du VIH : synthèse de nouveaux virus.

3.2.2 SYNTHÈSE DE NOUVEAUX VIRUS

Quand une cellule infectée est stimulée, elle synthétise des protéines virales qui vont s'assembler à la périphérie de la cellule. Les nouveaux virus sont ensuite libérés au dehors. Ils peuvent être neutralisés par le système immunitaire, mais aussi aller contaminer d'autres cellules, participant ainsi à la diffusion de l'infection dans l'organisme (fig. 4). Les virus infectieux sont présents en grandes quantités dans le sang et les sécrétions sexuelles, permettant la transmission de la maladie.

3.2.3 DIVERSITÉ ANTIGÉNIQUE

Pendant la phase de transcription (= traduction), **la transcriptase inverse fait de nombreuses erreurs**. Les virus synthétisés sont donc différents des virus initiaux et se diversifient de plus en plus au cours des cycles de réplication. Ces mutations successives mettent en échec la réponse immunitaire et favorisent la sélection de virus résistants aux traitements, quand ceux-ci sont administrés à doses sub-optimales.

3.3 Conséquences de l'infection

3.3.1 NATURE DES CELLULES INFECTÉES

Les cellules infectées sont des lymphocytes présentant sur leur membrane la molécule CD4. Ces cellules ont un rôle régulateur essentiel au bon fonctionnement du système immunitaire.

L'infection d'un lymphocyte CD4, a trois types de conséquence :

– diminution de ses capacités fonctionnelle,

– activation des processus internes programmant sa mort naturelle (apoptose),

– activation du système immunitaire qui ne reconnaît plus cette cellule modifiée et qui va donc la détruire.

En pratique, le lymphocyte contaminé assure moins bien ses fonctions et va mourir plus vite. Avant sa destruction, il est capable de synthétiser de très nombreux VIH.

Parallèlement à la destruction des lymphocytes CD4 infectés, **l'activation chronique du système immunitaire** aboutit à la destruction d'une part importante des autres CD4 par apoptose. À l'échelle de l'organisme, ce sont des millions de VIH qui sont synthétisés tous les jours.

3.3.2 ÉVOLUTION DE LA RÉPONSE IMMUNITAIRE

La présence du VIH stimule le **système immunitaire** qui va progressivement inhiber la réplication virale. L'efficacité de cette réponse est très variable. Elle dépend de nombreux éléments encore mal élucidés : facteurs génétiques du patient, son âge, son état général, la quantité de virus transmis lors de la contamination, la virulence des souches... Elle est limitée par la variabilité antigénique des virus synthétisés.

Parallèlement à cette réponse cellulaire, le système immunitaire produit des anticorps, dont la présence peut être mise en évidence dans le sérum du malade. Ces **examens sérologiques** permettent de diagnostiquer l'infection.

L'activation de la réponse immunitaire nécessite plusieurs semaines avant d'être efficace. Pendant ce délai, les virus se multiplient intensément et diffusent dans l'ensemble de l'organisme. Secondairement, cette multiplication va être contrôlée, et la production virale considérablement réduite. La réplication se poursuit cependant, entraînant au long des années une diminution très variable du taux des cellules CD4.

En-dessous d'un certain seuil, le système immunitaire ne réussit plus à remplir ses fonctions. C'est alors que des infections ou des tumeurs, « profitant » de cette faiblesse, vont se développer : ce sont ces **maladies « opportunistes » qui caractérisent le sida**. Le sida n'est pas en lui même une maladie, mais un état de défaillance du système immunitaire qui se traduit par la survenue d'infections opportunistes.

4 Diagnostic biologique

Le diagnostic d'une contamination par le VIH ne peut être porté que sur les résultats d'examens sanguins. C'est un acte dont les conséquences sont lourdes pour le malade et son entourage. Il faut donc bien connaître la valeur des différents tests, et ne rendre que des résultats certains. Il existe deux types d'examens :

– les sérologies qui détectent des anticorps produits par le sujet contaminé (ce sont les techniques habituelles du diagnostic) ;

– les examens qui détectent directement certains constituant du virus lui-même.

4.1 Sérologies

Les anticorps dirigés contre le virus peuvent être détectés par différentes techniques : les tests Elisa, les tests rapides et le Western Blot.

4.1.1 TESTS ELISA

Ce sont des examens simples, très sensibles, qui détectent les anticorps dès les premières semaines de la contamination (en règle générale de 3 à 6 semaines, sans pouvoir exclure de rares cas plus tardifs). Ils sont spécifiques, mais comportent le **risque de résultats faussement positifs**. Réglementairement, on pratique toujours deux techniques différentes, mais le diagnostic doit être confirmé par Western Blot.

Si deux tests Elisa sont négatifs, on peut éliminer formellement toute contamination survenue trois mois auparavant et considérer improbable une contamination datant de plus de six semaines (le test pourra être refait quelques semaines plus tard pour avoir une certitude).

Si les deux tests sont positifs, la contamination est probable, mais il est indispensable de confirmer le diagnostic par un Western Blot dont le résultat peut être plus tardif.

Si un seul test est positif et l'autre négatif, il peut s'agir :

– soit d'une réaction faussement positive qui n'a aucune valeur pathologique,

– soit d'une primo-infection, la sensibilité des tests étant différente, et la plus sensible pouvant se positiver un peu avant l'autre.

L'interrogatoire sur la date des dernières situations à risque est essentiel pour faire la part entre ces deux situations. Si le délai est supérieur à plusieurs mois, on est d'emblée rassuré, et on peut se contenter de demander un nouveau contrôle sérologique deux à trois semaines plus tard.

Si l'on est dans la situation d'un risque récent, il faut recourir aux méthodes de détection directe du virus : recherche de l'antigène P24 ou technique de PCR.

Bien que rare, l'annonce d'un résultat incertain est donc possible. Certains sujets très anxieux, persuadés qu'ils sont contaminés, ne font pas faire les examens de contrôle nécessaires, avec le risque de se couper de tout système de prise en charge, de modifier leur vie, de déprimer parfois de long mois, avant de découvrir qu'ils ne sont en fait pas atteints.

4.1.2 WESTERN BLOT

C'est la technique de référence**, indispensable pour confirmer la positivité des tests** de dépistage. Il permet de visualiser des anticorps dirigés contre plusieurs protéines virales. En cas de primo-infection, ces anticorps apparaissent progressivement. Cette progressivité de la réponse est très évocatrice d'une contamination récente. Si certains critères manquent (profil « incomplet »), il est nécessaire de répéter l'examen quelques semaines plus tard avant de pouvoir conclure. Le résultat du Western Blot est donc plus tardif que ceux des tests de dépistage.

Rarement, la réponse reste indéterminée, la positivité partielle pouvant être induite par des facteurs sanguins qui n'ont rien à voir avec le VIH. Avant de conclure à une réactivité non spécifique, il faut des résultats stables à trois mois d'intervalle.

Le Western Blot est effectué dans des laboratoires spécialisés.

4.1.3 TESTS DE DÉTECTION RAPIDE

Ils permettent d'obtenir une réponse en une demi-heure. Ils sont moins sensibles que les tests Elisa, surtout en période de primo-infection. Ils restent utiles dans certaines situations d'urgence (accident d'exposition à un risque viral) pour prendre des décisions immédiates. Ils doivent, dans ces cas, être complétés par un test Elisa. Certains auteurs en préconisent l'utilisation dans les centres de dépistage.

4.1.4 TESTS SALIVAIRES

Depuis de nombreuses années, on a cherché à mettre au point des techniques de bandelettes susceptibles de changer de couleurs au contact de la salive de sujets infectés. Ces tests ne sont pas encore autorisés en France.

4.2 Techniques de détection directe du virus

4.2.1 RECHERCHE DE L'ANTIGÈNE P24

Il s'agit d'une protéine du VIH fabriquée en excès à certains moments de l'infection, et particulièrement dans les 10 jours précédant la séroconversion. Sa recherche est un examen de pratique courante. Sa positivité peut évoquer une primo-infection.

4.2.2 QUANTIFICATION DE L'ARN VIRAL PLASMATIQUE

C'est l'examen le plus sensible. Il nécessite un laboratoire expérimenté. Le principe est d'identifier la présence dans le sang de l'ARN du VIH. Il repose sur l'amplification de cet ARN, c'est-à-dire sa multiplication en de nombreuses « copies » pour le rendre détectable. Ces techniques dites de « PCR » se positivent rapidement en cas de contamination (avant le douzième jour).

4.3 En pratique

4.3.1 DIAGNOSTIC

Il repose sur les tests de dépistage (technique Elisa) confirmés par un Western Blot. C'est la situation la plus fréquente (tabl. IV). Si l'on est à proximité d'une éventuelle contamination (signes de primo-infection ou prise de risque récente), les tests de dépistage doivent être contrôlés après quelques

Tableau IV : Diagnostic biologique de l'infection VIH.

Examen	Délai après contamination	Commentaires
Dépistage Elisa	3 à 6 semaines	Test de routine (faux positifs possibles)
Western Blot	6 à 12 semaines	Tardif mais formel Indispensable au diagnostic
Test rapide	3 à 6 semaines	Pour décision de traiter après un risque majeur
Antigène P24	10 jours avant le test Elisa	Bilan à proximité d'une prise de risque
Charge virale (PCR)	6 à 12 jours après contamination	Examen spécialisé, à réserver aux risques importants

semaines. Dans ces situations, la recherche de l'antigène P24 et surtout la PCR permettent un diagnostic plus précoce.

En cas d'interprétation difficile (résultats dissociés ou Western Blot indéterminé), il faut prendre un peu de recul et utiliser des techniques virologiques, avant de pouvoir affirmer une fausse positivité.

4.3.2 QUAND FAIRE UN TEST DE DÉPISTAGE ?

Demander un test de dépistage est une démarche qui doit s'inscrire naturellement dans la bonne gestion de la santé d'un individu. Il s'agit d'un examen de routine, mais la démarche n'est pas anodine, marquée par la peur du diagnostic, mais aussi par la crainte d'un éventuel jugement sur la vie sexuelle.

Une sérologie doit être demandée devant toute manifestation clinique évocatrice, mais aussi chaque fois que l'on soupçonne ou diagnostique une autre IST ou une hépatite (B ou C). Les tests doivent être effectués après une prise de risque, ainsi que chez les couples souhaitant interrompre l'usage du préservatif. Ils doivent être proposés lors des bilans prénuptiaux, à l'occasion des consultations pour contraception, en début de grossesse et de façon très large à l'occasion d'un bilan sanguin.

Quelles que soient les circonstances, les tests de dépistage ne doivent être effectués qu'avec l'autorisation de la personne. La discussion qui accompagne cette proposition est un moment privilégié de prévention.

4.3.3 OÙ FAIRE UN TEST DE DÉPISTAGE ?

En laboratoire de ville

Il s'agit d'une prise de sang qui peut être effectuée dans tout laboratoire d'analyses et qui est remboursée sur prescription médicale, selon les règles de l'Assurance Maladie. En cas de positivité, les résultats doivent être remis directement par le médecin prescripteur ou par le biologiste, afin d'accompagner au mieux cette annonce.

Dans un Centre d'Information et de Dépistage anonyme et gratuit (CIDAG)

Afin de faciliter l'accès au dépistage, il existe dans chaque département un ou plusieurs centres spécialisés. Toute personne, quel que soit son âge, peut s'y adresser de façon anonyme et bénéficier d'un entretien et, si nécessaire, d'un prélèvement pour la recherche du VIH et des hépatites B et C.

Les tests peuvent également être effectués gratuitement dans les centres du Planning familial et les dispensaires antivénériens.

5 Histoire naturelle de la maladie VIH

En l'absence de traitements, la maladie VIH évolue en trois phases : la primo-infection, une phase de latence clinique et une phase de manifestations pathologiques traduisant la faillite du système immunitaire.

5.1 Primo-infection

Elle correspond aux semaines suivant la contamination. Elle peut être asymptomatique, mais peut se manifester par des symptômes non spécifiques qu'il est important de savoir reconnaître, pour demander les tests indispensables au diagnostic.

Cette période est marquée par une multiplication intense du virus et la mise en place progressive par l'organisme de la réponse immunitaire. Il semble que, de la qualité de l'organisation de cette réponse, dépende l'évolution de la maladie. Après quelques mois, le taux de réplication virale diminue et se stabilise.

Un diagnostic précoce est capital pour discuter la mise en route d'un traitement et organiser le suivi, mais aussi pour **prévenir la transmission**. En période de primo-infection, l'importante quantité de virus circulants rend les risques de transmission nettement plus élevés. De plus, le sujet, ignorant sa récente contamination, ne prend pas les précautions nécessaires.

5.1.1 MANIFESTATIONS CLINIQUES

Les signes cliniques surviennent une à quatre semaines après la contamination, et durent une quinzaine de jours. Ils sont peu spécifiques et risquent de passer inaperçus si l'on n'a pas la notion de prise de risque récente. Il s'agit d'un tableau pseudo-grippal avec une fièvre variable, accompagnée de douleurs musculaires et/ou articulaires. On note parfois une altération de l'état général avec fatigue et perte d'appétit.

Certains signes peuvent s'associer à ces manifestations :

– **une pharyngite** d'évolution traînante : la gorge est rouge avec parfois des points blancs, voire des enduits blanchâtres ;

– **des ulcérations** de la muqueuse buccale ou génitale, qui doivent toujours faire rechercher une IST ;

– **une éruption cutanée**, faite de petits éléments rosés, prédominant au niveau du tronc et de la face ;

– **des adénopathies superficielles**, qui peuvent être le seul signe clinique. Il s'agit de la perception dans les régions cervicales, axillaires et/ou inguinales de ganglions augmentés de volume, le plus souvent indolores. Ces adénopathies vont persister plusieurs mois ;

– **des signes digestifs** : diarrhées, nausées voire vomissements ;

– **des signes neurologiques** plus rares : méningites, réalisant un tableau identique à celui des méningites virales bénignes, encéphalites responsables de troubles du comportement ou de la conscience, neuropathies périphériques avec atteinte isolée d'un nerf, responsables de douleurs et/ou de paralysies. L'atteinte la plus fréquente est celle du nerf facial, entraînant une asymétrie du visage, avec difficulté ou impossibilité de fermer l'œil. Ces troubles neurologiques n'ont rien de spécifique, mais si l'on ne parvient pas à en déterminer la cause, le VIH doit systématiquement être recherché.

5.1.2 MANIFESTATIONS BIOLOGIQUES

Au cours de la primo-infection à VIH, certaines anomalies sont fréquemment retrouvées sur les examens sanguins :

– **une thrombopénie**, c'est-à-dire la diminution du nombre des plaquettes (cellules nécessaires à la coagulation) parfois importante, qui peut se révéler par des hématomes ou des saignements ;

– **une baisse du taux des globules blancs,** parfois associée à l'augmentation des lymphocytes, réalisant un « syndrome mononucléosique » qui peut durer quelques semaines ;

– **une augmentation des transaminases**, enzymes fabriquées par le foie et dont l'augmentation traduit une inflammation hépatique.

Les sérologies de dépistage peuvent être déjà positives à ce stade, mais leur négativité devant une situation clinique évocatrice et l'absence d'autre diagnostic doivent les faire contrôler deux à trois semaines plus tard. En cas de notion d'un risque récent, il est indispensable d'utiliser des méthodes virologiques aux résultats plus précoces.

5.2 Stade A de la classification internationale : phase de latence clinique

Après la période de primo-infection, tous les signes cliniques disparaissent et rien ne permet de distinguer un sujet contaminé, en-dehors d'éventuels examens sérologiques. On appelle volontiers ces sujets « porteurs sains ». Cette stabilité n'est qu'apparente, car la maladie continue d'évoluer, responsable d'une diminution progressive du nombre des lymphocytes CD4, dont on a vu le rôle essentiel dans le fonctionnement du système immunitaire.

Chez un sujet normal, le taux des CD4 varie entre 800 et 1000/mm^3. Il diminue progressivement au cours de l'infection à VIH. La durée de cette phase asymptomatique varie de 7 à 10 ans. Dans environ 5 à 10 % des cas, la progression est beaucoup plus rapide. Dans 5 % des cas, au contraire, le taux des lymphocytes CD4 reste stable (sujets « non progresseurs »).

Pendant toute cette phase, la réplication virale est faible ou modérée avec des augmentations transitoires. Les sujets asymptomatiques sont susceptibles de transmettre le virus lors de rapports sexuels non protégés, et ce d'autant plus qu'un certain nombre ignorent leur séropositivité.

5.3 Manifestations de la phase B

La phase B se caractérise par des maladies qui peuvent survenir chez un sujet immunocompétent, mais qui sont plus fréquentes en cas d'altération immunitaire. Non caractéristiques de la maladie VIH, elles doivent toujours faire éliminer ce diagnostic. En cas de positivité, la mise en place d'un traitement adapté permet d'éviter la poursuite de la détérioration immunitaire.

5.3.1 CANDIDOSES OROPHARYNGÉES

Survenant spontanément ou au décours d'un traitement antibiotique, elles réalisent une inflammation de la cavité buccale avec au début une sensation de bouche sèche. Rapidement apparaissent de petites plaques blanchâtres sur une muqueuse rouge, dépapillée et sensible. L'intensité des signes varie d'une simple sensation d'inconfort à une gêne fonctionnelle majeure. Régressives sous traitement antimycosique, elles récidivent à l'arrêt de celui-ci.

5.3.2 ZONA

Le zona correspond à une réactivation du virus de la varicelle. Il peut survenir à tout âge, favorisé par la fatigue ou un stress, mais est surtout fréquent après 65 ans. Il se manifeste par une éruption vésiculeuse, survenant dans une zone bien précise (intercostale, hémiface, membre), souvent précédée pendant quelques jours de douleurs parfois très vives. Il justifie la demande d'un test de dépistage du VIH, surtout si l'éruption est étendue ou récidivante.

5.3.3 LEUCOPLASIE CHEVELUE DE LA LANGUE

Elle réalise des stries blanchâtres, verticales, indolores, situées sur le bord externe de la langue. Elle est due au virus Ebstein-Bar (virus de la mononucléose infectieuse). Elle est très évocatrice d'une infection à VIH.

5.3.4 NEUROPATHIES PÉRIPHÉRIQUES

Il s'agit surtout d'atteintes sensitives qui se traduisent par des sensations désagréables des extrémités des membres (surtout inférieurs), avec perception douloureuse au contact. Progressivement, ces troubles s'intensifient avec sensations de brûlure au niveau de la plante des pieds et douleurs des membres. De nombreuses pathologies peuvent être responsables de ce type de manifestation, notamment l'alcoolisme, le diabète, certains toxiques et des maladies inflammatoires. Si l'une de ces causes est présente, elle risque d'égarer le diagnostic en retardant la demande de la sérologie.

5.3.5 DYSPLASIES DU COL UTÉRIN

Le frottis vaginal est un examen de surveillance à pratiquer régulièrement chez toute femme en période d'activité génitale. La découverte d'une anomalie justifie une prise en charge spécifique, mais doit faire contrôler la sérologie VIH. L'évolution plus rapide de ces dysplasies vers un cancer invasif justifie une surveillance bi-annuelle des frottis cervicaux chez toute femme séropositive pour le VIH, et dont le taux de CD4 est inférieur à $500/mm^3$.

5.3.6 THROMBOPÉNIES

La diminution du nombre des plaquettes dans le sang, qu'elle soit découverte fortuitement à l'occasion d'un bilan sanguin ou qu'elle se traduise par un purpura (petites lésions violacées de la peau), justifie une série d'examens dont une sérologie VIH.

5.3.7 ALTÉRATION DE L'ÉTAT GÉNÉRAL, FIÈVRE PROLONGÉE OU DIARRHÉE INEXPLIQUÉE

5.4 Stade C : le sida et ses pathologies

Le syndrome d'immunodéficience acquise est défini par l'apparition de maladies opportunistes chez un sujet contaminé par le VIH. Ce sont les symptômes secondaires à ces maladies qui vont réaliser les manifestations cliniques du sida. La symptomatologie est très polymorphe, puisque tous les organes peuvent être concernés.

Correctement suivi, et traité suffisamment tôt, le patient contaminé par le VIH ne fait plus de maladies opportunistes. Ces affections sont donc devenues beaucoup plus rares. Leur diagnostic est difficile quand on ignore la séropositivité du malade, ce qui est le cas pour plus de la moitié des patients entrant en stade sida. Nous présenterons ces affections appareil par appareil.

5.4.1 ATTEINTES RESPIRATOIRES

Trois types d'atteinte dominent les nombreuses infections opportunistes qui peuvent se manifester au niveau de l'appareil respiratoire : la pneumocystose, les infections respiratoires, la tuberculose.

Pneumocystose

C'est la maladie opportuniste le plus fréquente chez des patients non traités. Elle est due à un parasite, *Pneumocystis carinii,* non pathogène pour les sujets bien portants. Il s'agit d'une pneumopathie (atteinte du parenchyme pulmonaire) bilatérale, débutant par une toux sèche, subfébrile. Progressivement, le tableau s'aggrave, la fièvre s'élève et surtout apparaît un essoufflement. L'auscultation pulmonaire est souvent normale. La radiographie du thorax montre un aspect de pneumopathie interstitielle bilatérale. En l'absence d'un traitement adapté, l'évolution se fait vers l'insuffisance respiratoire et la mort.

Le diagnostic est facilement évoqué si l'on connaît la séropositivité du patient. Sinon, il est beaucoup plus difficile, et on ne le recherchera qu'après l'échec des traitements antibiotiques classiques.

Aucun examen sanguin ne permet d'isoler le parasite, qui ne peut être mis en évidence qu'à l'examen direct des sécrétions respiratoires prélevées au cours d'un lavage broncho-alvéolaire (LBA). Cet examen nécessite une fibroscopie bronchique, avec injection dans les bronches puis réaspiration de sérum physiologique, qui sera secondairement examiné au laboratoire. La découverte du *Pneumocystis* permet d'affirmer le diagnostic et de mettre en route un traitement approprié. L'examen peut rester négatif, et alors seule l'éventuelle efficacité d'un traitement d'épreuve permet de régler la situation.

Le traitement de choix est un antibiotique, le Bactrim®, prescrit à fortes doses pendant 3 semaines. Si l'atteinte évolue, des corticoïdes peuvent être associés à ce traitement pour tenter d'éviter le transfert en réanimation, et la ventilation assistée.

Traitée suffisamment tôt, la guérison est la règle, mais la pneumocystose pulmonaire peut laisser des séquelles avec essoufflement à l'effort.

Pneumonies et sinusites

Les pneumonies et les sinusites sont particulièrement fréquentes chez le sujet immunodéprimé par le VIH. Elles sont le plus souvent secondaires aux bactéries habituelles dans ces localisations et en premier lieu au pneumocoque, justifiant la recommandation de vacciner les patients contre ce germe.

Les antibiotiques classiques sont efficaces. En cas d'échec, il est nécessaire de pratiquer des prélèvements (notamment ponction de sinus) à la recherche de bactéries plus rares.

Tuberculose

La tuberculose est un problème majeur au cours du sida :

– *de par sa fréquence* : c'est la première infection opportuniste à l'échelon mondial ;

– *de par sa gravité* : elle est responsable d'un tiers des morts du sida chaque année, essentiellement dans les pays pauvres ;

– *de par son risque de transmission* par voie aérienne, entre malades, mais aussi à l'entourage et au personnel soignant. C'est la seule infection opportuniste exposant à un risque aussi élevé. Elle justifie, en cas de doute, l'isolement du patient dans des locaux adaptés ;

– *de par le caractère souvent atypique* de ses manifestations cliniques ou radiologiques, risquant de retarder le diagnostic et donc de méconnaître le risque de contagion ;

– *de par la fréquence de bacille tuberculeux* résistants à un ou plusieurs antibiotiques ;

– *de par les difficultés* liées aux nombreuses interactions entre les traitements antituberculeux et les antiviraux.

La tuberculose est systématiquement recherchée lors de la prise en charge d'un patient contaminé par le VIH. En cas de soupçon d'infection latente, un traitement spécifique est prescrit, si possible avant l'instauration du traitement antiviral.

Pendant le suivi de la maladie VIH, des contrôles radiologiques sont régulièrement effectués. Toute fièvre prolongée et inexpliquée doit faire rechercher une tuberculose par des examens appropriés (tubages gastriques, bronchoaspiration…).

D'autres infections opportunistes peuvent toucher l'appareil respiratoire :

– **infections parasitaires** : toxoplasmose, anguillulose ou cryptosporidiose ;

– **mycoses** : cryptococcose, aspergillose bronchique, histoplasmose ;

– **infections virales** : pneumopathies à cytomégalovirus (CMV), rares, de pronostic très sévère, ne survenant que dans les formes très avancées ;

– **tumeurs** : localisations viscérales de la maladie de Kaposi, lymphome ;

– **infections à mycobactéries atypiques** (bactéries voisines de la tuberculose) ou à bactéries rares comme *Rhodococcus equi, Nocardia, Pasteurella multocida.* Tous ces germes nécessitent des prélèvements et des recherches spécifiques pour être isolés.

Les cancers broncho-pulmonaires ne font pas partie des affections classant le patient au stade sida, mais il faut en signaler la fréquence plus élevée que dans la population générale, surtout depuis l'augmentation de l'espérance de vie des malades. Leur prévention, encore plus que chez le sujet normal, impose le sevrage de toute intoxication tabagique.

5.4.2 ATTEINTES DU SYSTÈME NERVEUX

Les atteintes neurologiques sont fréquentes et multiples. À côté des neuropathies périphériques déjà mentionnées au stade B de la maladie, les atteintes du système nerveux peuvent se diviser en trois groupes : les néoformations intracérébrales, les méningites et les encéphalites.

Néoformations intracérébrales

Les manifestations initiales sont très variables : crise convulsives, déficit neurologique, troubles du comportement, céphalées plus ou moins intenses, fièvre isolée.

Le scanner est l'examen-clé du diagnostic. Il montre une lésion unique ou multiple entourée d'œdème, correspondant le plus souvent à une toxoplasmose ou à un lymphome cérébral.

Toxoplasmose cérébrale : par ordre de fréquence, elle arrive en deuxième rang des maladies opportunistes, après la pneumocystose pulmonaire. Elle peut, de ce fait, être inaugurale du sida.

Chez un sujet contaminé par le VIH, le toxoplasme est bien toléré tant que l'immunité n'est pas trop altérée. C'est le plus souvent lorsque le taux des lymphocytes CD4 devient inférieur à 100/mm^3 que la toxoplasmose va se « réveiller » et que les kystes microscopiques vont se développer sous forme d'abcès.

La découverte au scanner de lésions abcédées évoque en premier lieu ce diagnostic chez un sujet dont on connaît la séropositivité pour le VIH. Un traitement antibiotique d'épreuve est alors mis en route. La régression des images confirmera le diagnostic.

Si après 10 à 15 jours de **traitement d'épreuve** il n'existe aucune amélioration, le patient doit être adressé en service de neurochirurgie pour que soit pratiquée une biopsie cérébrale, geste non dénué de risque, mais alors indispensable et dont l'analyse permettra de redresser le diagnostic, retrou-

> *Toxoplasma gondii* est un parasite du chat. Les humains se contaminent en ingérant les parasites éliminés dans les excréments de l'animal, soit directement par consommation de crudités mal lavées, soit indirectement, par contact ou consommation de viande crue préalablement contaminée, ou en caressant un chien dont le pelage est porteur de kystes.
>
> Chez un sujet sain, en-dehors de rares cas d'adénopathies généralisées évoluant sur plusieurs semaines et associées à de la fièvre, la contamination est asymptomatique. Les kystes de toxoplasme s'installent dans divers organes, mais cette dissémination reste bien contrôlée par le système immunitaire. La présence des toxoplasmes ne peut être révélée que par une sérologie spécifique.
>
> Si la contamination s'effectue au cours de la grossesse, le fœtus, dont le système immunitaire n'est pas encore opérationnel, risque de présenter des anomalies.

vant le plus souvent un lymphome, mais éventuellement une autre étiologie plus rare.

Si la séropositivité VIH n'est pas connue, la biopsie est proposée d'emblée devant le risque d'une tumeur cancéreuse. C'est l'analyse histologique qui redressera le diagnostic.

Sous traitement adapté, l'évolution clinique est variable, surtout fonction de la localisation du ou des abcès. Certaines lésions sont complètement régressives avec disparition des troubles neurologiques initiaux. D'autres ne régressent qu'incomplètement, laissant des **séquelles définitives**, quelle que soit l'évolution ultérieure du déficit immunitaire.

Lymphomes : ce sont des tumeurs malignes. Leur pronostic reste réservé, malgré les progrès obtenus en associant chimiothérapies et traitement anti-VIH.

D'autres lésions localisées sont possibles, mais beaucoup plus rares : abcès du cerveau, lésions tuberculeuses, métastases cérébrales de cancer.

Méningites

La méningite à cryptocoques, devenue rare depuis l'utilisation des traitements anti-VIH, survient tardivement dans l'évolution de la maladie. Il s'agit d'une infection par un champignon. La symptomatologie est lentement progressive, justifiant de faire une ponction lombaire à tout sujet immunodéprimé, présentant des céphalées persistantes, voire une fièvre isolée, et dont le scanner cérébral est normal. Sous traitement spécifique, l'évolution de cette méningite est en règle générale favorable, mais dépend à terme de la restauration immunitaire.

D'autres méningites peuvent se manifester : tuberculose, listériose, syphilis.

Encéphalites

Elles réalisent une inflammation diffuse de tout ou partie du tissu cérébral. Elles sont dominées par le VIH lui-même, le virus JC (responsable de leuco-encéphalopathie multifocale progressive de pronostic redoutable) et le cytomégalovirus. Plus rarement, il s'agit d'encéphalites aiguës secondaires aux virus de l'herpès, voire de la varicelle. Pour le diagnostic de ces infections, deux types d'examens complémentaires sont indispensables, l'étude du liquide céphalorachidien (prélevé par ponction lombaire) et l'imagerie par résonance magnétique (IRM).

Encéphalite à VIH : le VIH ne se multiplie pas dans les cellules nerveuses elles-mêmes, mais dans les cellules immunitaires présentes dans le cerveau et la moelle. La genèse de ces lésions est complexe : toxicité de certaines protéines virales fabriquées en excès, production de toxines induites par l'inflammation chronique.

Le début des signes est marqué par une baisse de l'attention et des capacités de concentration. Progressivement s'installent des troubles de la mémoire et un ralentissement intellectuel. À ce stade, des tests psychomoteurs peuvent être utiles pour faire la part entre une éventuelle dépression et la détérioration cérébrale.

Secondairement, le tableau clinique s'aggrave, avec troubles du comportement et désorientation, parfois épisodes psychiatriques aigus. L'étude du LCR peut retrouver une charge virale élevée. L'IRM, normale au début, retrouve une atrophie du cortex cérébral et des anomalies diffuses, le plus souvent bilatérales. Le diagnostic ne doit être retenu qu'après avoir recherché et éliminé une autre infection neurologique (qui peut être associée).

Plus tardivement apparaissent des troubles de la conscience avec apathie, incontinence sphinctérienne et paralysies, évoluant vers la mort. Sous traitement anti-VIH, l'amélioration est fréquente et parfois spectaculaire.

Encéphalite à cytomégalovirus (CMV) : les manifestations cliniques des encéphalites à CMV sont très variables, associant désorientation, apathie, crises convulsives, déficits moteurs, troubles de la conscience. L'évolution est assez rapide, imposant un diagnostic précoce si on veut espérer une efficacité des traitements actifs sur ce virus. L'IRM peut retrouver des images évocatrices. La

> Le cytomégalovirus (CMV) est un virus très répandu, de transmission interhumaine. Après la primo-infection asymptomatique dans 90 % des cas, le virus persiste dans différents organes, sans conséquence pathologique. En France, plus de la moitié des adultes de plus de 40 ans en sont porteurs.
>
> En cas de défaillance de l'immunité, les réactivations du CMV peuvent être responsables d'infections graves. C'est le cas chez les patients ayant bénéficié de greffe d'organes et chez les sujets contaminés par le VIH, quand les CD4 sont très bas, inférieurs à $100/mm^3$ et surtout en-dessous de $50/mm^3$. Au cours du sida, les localisations les plus fréquentes sont la rétinite et les atteintes digestives.

recherche du CMV dans le sang et dans le LCR confirme le diagnostic, qui peut avoir été orienté par la découverte d'une autre localisation (rétinienne ou digestive). Le traitement repose sur trois molécules toxiques et difficiles à manier, le ganciclovir, le foscarnet ou le cidofovir. La mortalité reste lourde.

Autres lésions cérébrales

Les virus de l'herpès, de la varicelle-zona ou d'autres germes plus rares donnent exceptionnellement des encéphalites aiguës.

Des accidents vasculaires sont possibles, secondaires à une inflammation des vaisseaux sanguins (vascularites) ou à des lésions de thrombose (coagulation dans une artère), induite par le VIH mais aussi par les traitements. Ces accidents peuvent laisser des séquelles définitives.

5.4.3 ATTEINTES DIGESTIVES

Elles sont dominées par les diarrhées, mais elles peuvent concerner l'ensemble de tube digestif.

Œsophagites

Elles se manifestent par une gêne à la déglutition et parfois des douleurs thoraciques. Non traitées, elles peuvent devenir très handicapantes et être responsables de dénutrition.

Les candidoses en sont le plus souvent responsables. Elles peuvent être révélatrices de la maladie. Le diagnostic en est facile chez un séropositif connu, surtout quand il existe une localisation buccale associée. Dans ces cas, l'amélioration sous traitement spécifique (amphotéricine ou fluconazole) est suffisante pour affirmer le diagnostic.

Si la séropositivité n'est pas connue ou si, sous traitement, les troubles ne régressent pas rapidement, il est indispensable de pratiquer une fibroscopie de l'œsophage et de l'estomac. L'aspect de la muqueuse est souvent évocateur et les prélèvement permettent de confirmer le diagnostic. Beaucoup plus rarement, en cas de grande immunodépression, la fibroscopie permet de mettre en évidence des lésions ulcérées, parfois associées aux lésions candidosiques, secondaires au CMV ou à un virus herpétique.

Diarrhées

Fréquentes chez l'immunodéprimé, elles retentissent parfois lourdement sur l'état nutritionnel mais aussi sur la vie sociale et le vécu psychologique de la maladie. Leurs causes sont multiples et peuvent s'associer chez une même personne. Leur traitement comporte :

– les traitements symptomatiques,

– les anti-VIH , parfois eux-mêmes responsables de troubles du transit,

– les traitements des éventuels germes opportunistes.

Déterminer la ou les causes de ces diarrhées est donc nécessaire et impose de faire, et souvent de répéter, des examens de selles (recherche de parasites et de bactéries) et parfois des endoscopies pour effectuer des biopsies. La répétition de ces examens peut être mal acceptée par le malade.

Parmi les principales causes, on retiendra :

– le cytomégalovirus,

– les salmonelles (volontiers récidivantes), les shigelles,

– *Campylobacter, Clostridium difficile, Cryptosporidium, Enterocytozoon bieneusi,*

– le VIH lui-même.

5.4.4 CANCERS

Les lymphomes, proliférations malignes ganglionnaires, sont les cancers les plus fréquemment retrouvés. Ils bénéficient des traitements anticancéreux classiques (chimiothérapies, radiothérapies...). Leur pronostic reste réservé.

Le cancer invasif du col utérin est, lui aussi, classant pour le stade sida. Sa fréquence et son mauvais pronostic justifient la surveillance gynécologique systématique de toute femme immunodéprimée, afin de pouvoir traiter avant ce stade.

D'autres cancers sont plus fréquemment retrouvés chez les patients immunodéprimés, bien que non encore considérés dans la définition du sida : cancers du poumon, du colon ou de l'anus.

5.4.5 LOCALISATIONS CUTANÉES

De nombreuses infections cutanées peuvent survenir au cours de la maladie VIH. Elles ont souvent un caractère plus extensif que chez le sujet séronégatif. Leurs symptomatologies parfois atypiques justifient, dans bien des cas, un avis dermatologique et des prélèvements locaux. À ces manifestations s'associent beaucoup plus fréquemment que dans la population générale des réactions allergiques aux différents traitements. Nous ne développerons ici que deux affections correspondant au stade sida, l'herpès extensif et la maladie de Kaposi.

Infections aux virus de l'herpès

Chez un sujet contaminé par le VIH, les manifestations cliniques de l'herpès (HSV) n'ont pas de particularités tant que l'immunité reste satisfaisante. Lorsqu'elle se dégrade, les lésions herpétiques deviennent chroniques et extensives, volontiers atypiques. En l'absence de restauration immunitaire, l'utilisation répétée des traitements locaux et généraux d'aciclovir (Zovirax®, Zelitrex®) peut favoriser l'émergence de HSV résistants à ce traitement.

Maladie de Kaposi

Au début de l'épidémie du sida, la maladie de Kaposi survenait chez plus de la moitié des malades. Elle est devenue beaucoup plus rare. Dans les pays occidentaux, elle touche presque exclusivement des hommes homosexuels.

Sa physiopathologie n'est pas complètement connue. C'est un virus appartenant à la famille des herpès virus, le HHV-8, qui en est l'agent responsable. La transmission serait favorisée par les rapports bucco-anaux et les pénétrations anales. Après la contamination, le HHV-8 va rester quiescent dans l'organisme pendant de longs mois. On peut le mettre en évidence par une sérologie spécifique. À l'occasion de la baisse des défenses immunitaires, le virus se multiplie et va induire une prolifération de cellules qui deviennent tumorales.

La lésion cutanée initiale est une petite tache rouge violacé qui peut siéger sur n'importe quelle partie du corps, mais le plus souvent aux extrémités des membres. Elle passe facilement inaperçue. Elle est souvent multiple. À ce stade, seule la biopsie d'une lésion et son analyse histologique permettent de poser le diagnostic.

Secondairement, les taches se transforment en placards violacés, parfois squameux, de tailles très variables, allant de quelques centimètres à plusieurs dizaines de centimètres, indolores, non prurigineux, à bords nets. Leur aspect est caractéristique. Certaines localisations (racine des cuisses, abdomen) peuvent entraîner une gêne fonctionnelle majeure. Les lésions siégeant dans des zones bien visibles (visage, avants-bras) sont particulièrement mal supportées par le patient, car elles lui renvoient en permanence l'image de sa maladie et le signalent comme tel à son entourage.

Parfois associées aux lésions cutanées, des **localisations muqueuses** sont possibles, notamment dans la bouche. Il s'agit de taches violettes qui peuvent précéder les signes cutanés et parfois être révélatrices de la maladie. À côté de ces formes cutanéo-muqueuses, il existe des localisations viscérales (digestives ou pulmonaires) particulièrement graves.

Le traitement de la maladie de Kaposi dépend de l'intensité et du type des lésions, mais, comme pour la plupart des affections opportunistes, l'évolution est liée à l'efficacité du traitement anti-VIH et à la restauration immunitaire. Dans les formes discrètes, une simple surveillance est nécessaire et les signes cutanés peuvent disparaître à mesure que l'immunité s'améliore. Le plus souvent, il faut recourir à des traitements spécifiques : chimiothérapies classiques par voie générale, associées si nécessaire à des traitements locaux sur les lésions les plus visibles (chirurgie, radiothérapie, laser, cryothérapie, chimiothérapies locales).

5.4.6 MANIFESTATIONS OCULAIRES

Elles sont devenues rares. De multiples causes infectieuses ou médicamenteuses peuvent être responsables d'une inflammation de l'œil, et devant un œil « rouge », il est indispensable de demander un avis spécialisé, qui seul pourra réellement préciser la nature et la gravité du problème. Ne seront envisagées ici que les **rétinites** qui exposent à la cécité. Le principal agent responsable en est le cytomégalovirus (CMV).

La rétinite à CMV survient tardivement au cours de l'infection à VIH et traduit une dépression immunitaire sévère ($CD4 < 50/mm^3$). C'est l'examen de la rétine au fond d'œil qui en permet le diagnostic, retrouvant une zone nécrotique, entourée d'une couronne inflammatoire. Les signes cliniques sont très variables, fonction de la zone atteinte (plus ou moins proche du nerf optique). Ils sont volontiers progressifs avec diminution de l'acuité visuelle. Ils peuvent être négligés par le patient et mis sur le compte de la fatigue.

Un diagnostic précoce est indispensable, ce qui justifie, en cas de grande immunodépression, la **surveillance régulière et systématique du fond d'œil**, ainsi que la recherche de signes virologiques de réactivation du CMV (recherche de l'antigène pp65 et/ou mesure de la charge virale par PCR).

Le traitement d'attaque se fait par voie intraveineuse (perfusion de ganciclovir, de foscanet ou de cidofovir). En cas d'effet insuffisant, on peut y associer des injections intraoculaires. Une fois l'infection stabilisée, un traitement d'entretien par voie orale ou injectable doit être poursuivi jusqu'à l'amélioration de l'immunité. Les lésions rétiniennes ayant évolué vers la nécrose ne régressent pas, laissant des séquelles définitives. L'atteinte bilatérale peut être responsable de cécité.

D'autres agents infectieux peuvent être cause de rétinites :

– **l'herpès 6** dont les manifestations et le traitement sont les même que celles du CMV ;

– **le virus de la varicelle et du zona** ;

– **la toxoplasmose**, volontiers associée à une localisation cérébrale. L'aspect en est assez caractéristique au fond d'œil, mais peut être atypique. En cas de doute, l'angiographie rétinienne (opacification de vaisseaux de la rétine au cours d'un examen radiologique) et la recherche par PCR du parasite préciseront le diagnostic.

5.4.7 INFECTIONS À MYCOBACTÉRIES ATYPIQUES

À côté du bacille de la tuberculose, dont on a souligné l'importance au cours de la maladie VIH, il existe d'autres espèces de mycobactéries, peu ou non pathogènes chez le sujet bien portant. En cas d'immunodépression, certaines d'entre elles peuvent induire des infections touchant le poumon, les ganglions ou l'os.

Au cours du sida, c'est une espèce particulière, *Mycobacterium avium complex* (MAC), qui est la plus fréquemment en cause. Cette mycobactérie est présente dans le milieu extérieur. Les infections à MAC surviennent presque toujours pour des taux de CD4 très bas, inférieur à $50/mm^3$. Il s'agit d'une infection disséminée, de début progressif et dont les seules manifestations sont de la **fièvre, parfois très élevée**, et une **altération de l'état général**. En l'absence de diagnostic et de traitement efficace, s'installe un état de cachexie fébrile.

La biologie courante n'est que peu contributive, retrouvant une anémie. L'ensemble du tableau est compatible avec de nombreuses infections opportunistes et justifie un bilan complet. Le diagnostic ne peut être affirmé que par des hémocultures pratiquées sur milieux spéciaux, mais dont les résultats demandent plusieurs semaines. Si le reste du bilan est négatif, on peut, en attendant les résultats, tenter un traitement d'épreuve qui apporte une amélioration rapide.

Le traitement associe trois antibiotiques : clarithromycine, éthambutol et rifabutine le plus souvent. En cas d'échec ou d'intolérance, l'un de ces antibiotiques peut être remplacé par une fluoroquinolone ou un aminoside. Le traitement doit être poursuivi au moins un an et jusqu'à la restauration d'une immunité suffisante.

5.5 Risque de survenue de maladies opportunistes

Le risque de développer une affection opportuniste dépend du niveau de l'immunodépression :

– **au-dessus de 500 CD4/mm³**, l'organisme a des moyens de défenses suffisamment efficaces pour réagir comme un sujet non contaminé ;

– **entre 500 et 200 CD4**, les infections opportunistes sont rares en-dehors de la tuberculose et des syndromes tumoraux (lymphomes, cancers, maladie de Kaposi) ;

– **entre 200 et 100 CD4** peuvent survenir la pneumocystose, la toxoplasmose, les candidoses œsophagiennes. Ces infections sont encore régulièrement rencontrées, car elles peuvent inaugurer le stade sida ;

– **en-dessous de 100 CD4**, et surtout en-dessous de 50 CD4, toutes les affections opportunistes peuvent se voir et notamment les infections à CMV, à mycobactéries atypiques ou à cryptocoques.

Ces repères ne sont pas formels, mais très utiles dans la démarche diagnostique et pour la décision de mise en route d'éventuels traitements prophylactiques.

5.6 Traitement et prophylaxie des maladies opportunistes

Certains traitements ont déjà été envisagés. Sans rentrer dans la complexité de chacune des différentes options thérapeutiques, quelques notions doivent être soulignées.

5.6.1 TOXICITÉ ET INTERFÉRENCES MÉDICAMENTEUSES

La majorité des affections opportunistes peuvent bénéficier de traitements spécifiques efficaces. Mais ces traitements exposent le malade à des problèmes de toxicité et/ou d'intolérance, d'autant plus fréquents que coexistent d'autres infections justifiant chacune leur propre thérapeutique. Certaines associations médicamenteuses sont incompatibles ou interfèrent avec les traitements anti-VIH. Il est parfois nécessaire de dégager des priorités et de surseoir aux traitements qui peuvent attendre.

5.6.2 NÉCESSITÉ DE PROPHYLAXIES SECONDAIRES

Quand une infection opportuniste guérit, elle récidive presque toujours à l'arrêt du traitement, et ce, tant que l'immunité n'est pas améliorée. Il est donc de règle de prolonger le traitement jusqu'à l'obtention d'une élévation significative des CD4.

5.6.3 INTÉRÊT DE PROPHYLAXIES PRIMAIRES

La survenue des principales maladies opportunistes, à partir d'un certain degré d'immunodépression, a conduit à recommander une surveillance rapprochée lorsque le taux des lymphocytes CD4 descend dans la zone « critique », et à mettre en route des **traitements prophylactiques** lorsqu'il en existe de peu toxiques et de bien tolérés.

Quand le taux des lymphocytes **CD4 est inférieur à 200/mm^3** ou représente moins de 15 % des lymphocytes totaux, un traitement oral quotidien de cotrimoxazole (Bactrim®) est indiqué pour prévenir la **pneumocystose**. En cas d'intolérance ou d'allergie, il existe d'autres alternatives : aérosol de pentamidine, association de dapsone et de pyriméthamine, atovaquone. Cette prophylaxie est d'autant plus utile qu'elle prévient également la **toxoplasmose**.

Quand le taux des lymphocytes **CD4 est inférieur à 70/mm^3** peut se discuter une **prophylaxie des infections à mycobactérie atypiques** par azithromycine.

La toxicité des antiviraux actifs contre le CMV ne permet pas de recommander une prophylaxie systématique. Il est alors nécessaire d'assurer une surveillance régulière du fond d'œil et de contrôler tous les mois les marqueurs viraux. Lorsque sous traitement anti-VIH l'immunité s'améliore, on peut interrompre ces prophylaxies, ce qui représente un allégement considérable de la thérapeutique quotidienne.

6 Traitement de la maladie VIH

La maladie VIH est une maladie chronique, évoluant sur des années. Comme pour toute maladie chronique, il est important d'anticiper et de prévenir les risques évolutifs. En attendant la mise au point de traitements capables de renforcer les défenses immunitaires ou de les orienter plus efficacement contre le VIH (vaccinothérapies), le seul moyen permettant de prévenir l'immunodépression est d'inhiber la multiplication virale.

Depuis 1996, l'utilisation d'associations d'au moins trois médicaments différents (trithérapie) a transformé l'évolution de la maladie, diminuant la mortalité et améliorant de façon spectaculaire l'état de la majorité des patients.

6.1 Mécanismes d'action des antirétroviraux

Chaque étape de la réplication du VIH est une cible potentielle pour les traitements qui ont pour but d'en inhiber le mécanisme (fig. 5). À l'heure actuelle, trois grandes classes de médicaments sont utilisés : les inhibiteurs de la transcriptase inverse, les antiprotéases et les inhibiteurs d'entrée du virus dans la cellules. Deux nouvelles familles viennent d'être mises au point : les inhibiteurs des corécepteurs et les anti-intégrases.

6.1.1 INHIBITEURS DE LA TRANSCRIPTASE INVERSE

La transcriptase inverse permet de synthétiser de l'ADN à partir de l'ARN du génome viral. Il existe deux types d'inhibiteurs, les analogues nucléosidiques et les inhibiteurs non nucléosidiques.

Les inhibiteurs nucléosidiques de la transcriptase inverse (INRT) sont les antirétroviraux les plus anciens puisque le Retrovir® (zidovudine) est utilisé depuis 1986. Ces molécules entrent en compétition avec les nucléosides cellulaires, interrompant la synthèse de la chaîne d'ADN. Leur interaction possible avec l'ARN mitochondrial explique une grande part des effets toxiques qu'ils induisent. En 2008, sept INRT sont commercialisés. Il faut y ajouter le tenofovir (Viread®), inhibiteur nucléotidique. Depuis plusieurs années, certaines molécules sont regroupées dans une seule gélule, diminuant ainsi le nombre de prises.

Les inhibiteurs non nucléosidiques agissent en se fixant directement sur la transcriptase inverse du VIH-1 (pas d'action sur le VIH-2). Leur site d'action différent des INRT fait qu'il n'existe pas de résistances croisées avec ces médicaments. Leur métabolisme modifie l'activité des enzymes hépatiques (cytochrome P450) et est responsable de nombreuses interactions médicamenteuses qui doivent toujours être vérifiées avant la prescription d'un autre traitement. Trois molécules sont actuellement disponibles en France, mais d'autres inhibiteurs non nucléosidiques font l'objet de recherches.

6.1.2 ANTIPROTÉASES

Les protéases sont des enzymes qui agissent sur les grosses protéines synthétisées par la cellule contaminée, avant qu'elles ne s'assemblent pour former un virion infectieux. Les antiprotéases se lient sur le site actif de la protéase, bloquant son action. Elles sont métabolisées au niveau du foie en utilisant, elles aussi, la voie des cytochromes P450. Leur métabolisme est variable d'un sujet à l'autre, nécessitant au moindre doute des dosages sanguins afin d'adapter les posologies.

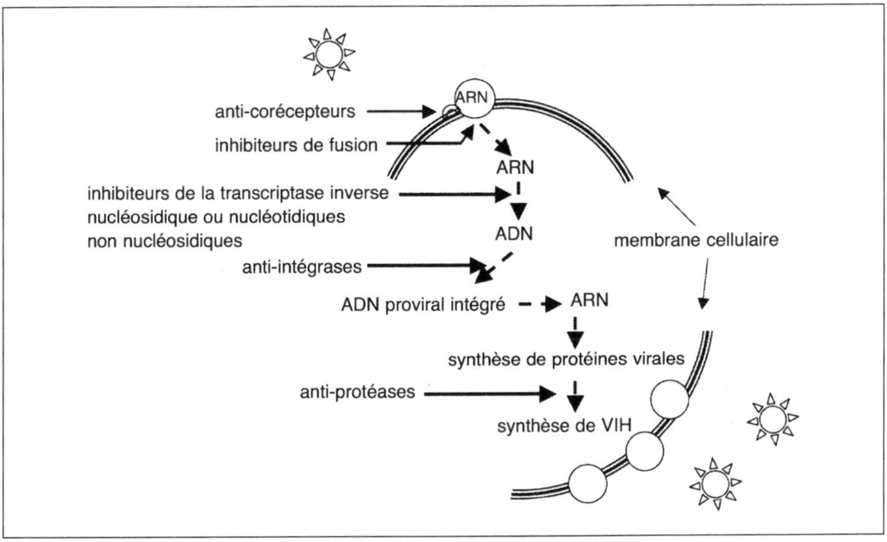

Figure 5 : Mode d'action des anti-VIH.

En 2008, sept molécules sont commercialisées. Elles nécessitent la co-administration de ritonavir (Norvir®) à petites doses pour potentialiser leur action.

6.1.3 INHIBITEURS D'ENTRÉE

L'entrée de l'ARN viral dans la cellule nécessite une succession d'opérations :

1) liaison entre la GP120 du VIH et les récepteurs CD4.

2) interaction avec les corécepteurs de la membrane cellulaire (CCR5 et CXCR4),

3) contact de la GP41 avec la paroi cellulaire, permettant la fusion de celle-ci avec l'enveloppe virale.

L'efficacité d'anti-CD4, inhibiteurs de la liaison initiale, démontrée au laboratoire, n'a pas été retrouvée chez l'homme. En revanche, il existe des avancées très prometteuses pour la mise au point de **molécules antagonistes des corécepteurs** (type Maraviroc).

L'enfuvirtide (Fuzéon®) est **un inhibiteur de la fusion.** Il agit en se liant à la GP41. C'est un produit bien toléré sur le plan général, mais qui a l'inconvénient d'être administré, en injection sous-cutanée, 2 fois par jour. Sa tolérance locale est souvent médiocre. Sa place exacte est encore mal définie. Son coût élevé et surtout son mode d'administration le font réserver aux situations difficiles. Comme tous les antirétroviraux, il doit, pour rester efficace, être associé à d'autres molécules encore actives (tabl. IV).

6.1.4 ANTI-INÉGRASES

Utilisables en France depuis 2007, ces molécules semblent bien tolérées. La première mise sur le marché, le raltégravir, est commercialisée sous le nom d'Isentress®.

Tableau IV : Différents antiviraux commercialisés.

Famille d'antiviraux	Nom commercial des molécules
Inhibiteurs nucléosidiques de la transcriptase inverse	Retrovir, Videx, Zerit, Epivir, Emtriva, Ziagen, Viread (inhibiteur nucléotidique)
Inhibiteurs non nucléosidiques de la transcriptase inverse	Viramune, Sustiva, TMC 125 (commercialisation en cours)
Antiprotéases	Norvir (surtout utilisé pour renforcer les autres), Crixivan, Telzir, Reyataz, Kaletra, Aptivus, Prezista
Anti-fusion	Fuzeon (uniquement en sous-cutanée)
Anti-intégrases	Isentress
Anti-corécepteurs (CCR5)	Maraviroc

6.2 Acquis

6.2.1 DIMINUTION DE LA CHARGE VIRALE

Le but des traitements antirétroviraux est d'inhiber la multiplication du VIH. Les techniques de PCR permettent de comptabiliser le nombre de virus circulant dans le sang d'un sujet contaminé. Cette **charge virale** est un reflet de la multiplication du virus dans les tissus lymphatiques. Le résultat s'exprime en nombre de copies par mm^3. Il peut être très élevé, atteignant parfois jusqu'à plusieurs millions. Pour évaluer les variations de tels nombres, et tenir compte de l'espace de confiance lié à la technique de comptage, les résultats sont également exprimés en logarithme. N'est significative qu'une variation de plus de 0,5 log.

Lorsque l'efficacité est maximale, la charge virale est indétectable à des seuils de 40 à 50 copies, selon les techniques utilisées. Cela ne signifie pas qu'il n'y a plus de virus dans l'organisme, mais que la réplication est fortement inhibée.

Lors de l'instauration d'un traitement, la charge virale met plusieurs semaines avant de devenir indétectable, et ce, d'autant plus qu'on part d'un niveau élevé. On estime un traitement efficace quand on obtient une charge virale indétectable ou une diminution du nombre de copies d'au moins 2 logs (c'est-à-dire 100 fois moins de virus) en 2 mois.

6.2.2 NÉCESSITÉ DES ASSOCIATIONS THÉRAPEUTIQUES

Quand on associe trois antirétroviraux (trithérapie) chez des patients « naïfs », c'est-à-dire n'ayant jamais reçu de traitement, on obtient un bon résultat dans plus des deux tiers des cas, et ce résultat perdure le plus souvent pendant des années. Si l'on augmente la puissance du traitement initial (choix des molécules, quadri- voire pentathérapie), cette proportion augmente, mais le nombre d'intolérances sérieuses augmente aussi. Les mono- et, sauf exceptions, les bithérapies doivent être évitées pour ne pas sélectionner des virus résistants.

6.2.3 RESTAURATION IMMUNITAIRE

Lorsque la charge virale est bien contrôlée par le traitement antirétroviral, le taux des lymphocytes CD4 s'élève, signant l'amélioration de l'immunité. Cette amélioration est variable selon les malades. Elle est moins constante quand l'immunité de départ est très altérée (CD4 < 200 et surtout < 100/mm^3) ou quand il s'agit de patients plus âgés.

6.3 Problèmes

L'utilisation des traitements anti-VIH se heurte à plusieurs types de problèmes : émergence de virus résistants, difficultés d'observance dans la durée, intolérances, toxicités, anomalies de répartition des graisses, complications métaboliques, enfin le coût.

6.3.1 ÉMERGENCE DE VIRUS RÉSISTANTS

Après son entrée dans la cellule, l'ARN du VIH doit être traduit par la transcriptase inverse en « langage » ADN, avant d'être intégré dans le génome cellulaire. Cette transcription comporte des erreurs. Les mutations obtenues vont entraîner des modifications de structure des nouveaux virus. Si ces modifications concernent une des cibles des traitements (transcriptase inverse, protéase, protéines de surface), les antirétroviraux deviennent moins performants, voire totalement inactifs.

En cours de traitement, si l'inhibition de la réplication n'est pas maximale, les souches de virus mutants vont être progressivement sélectionnées, aboutissant à terme à une reprise de la réplication avec élévation de la charge virale. Pour éviter cet échappement thérapeutique, il est nécessaire :

– d'inhiber fortement la réplication virale,

– d'associer plusieurs molécules actives sur des cibles différentes,

– d'éviter toute diminution d'efficacité par des posologies insuffisantes, des prises partielles ou irrégulières des médicaments.

Pour étudier ces résistances, on dispose de deux types d'analyse, les tests phénotypiques et les tests génotypiques. **Les tests phénotypiques** consistent à tester l'activité des différentes molécules sur des cultures de cellules infectées par les virus du malade. Ces tests longs et complexes sont réservés à la recherche. **Les tests génotypiques** consistent à séquencer les fragments du génome viral codant pour la cible thérapeutique (transcriptase inverse, protéases, GP41), afin de dépister les mutations éventuelles. Le nombre de mutations nécessaires pour induire des résistances est variable en fonction des molécules, et chaque mutation n'a pas le même impact sur la sensibilité. Certaines mutations s'excluent l'une l'autre, c'est-à-dire qu'elles sont susceptibles de prévenir l'apparition de l'autre. Toutes ces données rendent nécessaire l'établissement par des experts de règles d'interprétation des tests génotypiques.

L'utilisation des résultats pour décider de la ou des meilleures associations de médicaments, pour un malade donné, doit tenir compte de l'histoire thérapeutique de ce patient et des éventuelles résistances antérieures. En effet, si au cours du traitement, des virus résistants ont été sélectionnés, ils sont « archivés » dans des cellules en repos, et ce, pendant des années, rendant de plus en plus difficile l'établissement d'un traitement efficace.

L'utilisation des tests génotypiques est recommandée avant le mise en place ou, en cas d'inefficacité, avant la modification du traitement.

6.3.2 DIFFICULTÉS D'OBSERVANCE

Le respect des posologies et des modalités de prise des antirétroviraux est essentiel à l'efficacité durable des traitements. Les erreurs, les oublis répétés, les prises incomplètes ou anarchiques sont les premières causes d'échec par induction de résistances. Une bonne observance dans la durée est un véritable défi qui dépend de nombreux facteurs individuels :

- capacité d'assumer sa séropositivité,
- motivation et adhésion au projet thérapeutique,
- compréhension de la situation,

– compréhension des modalités des prises médicamenteuses,
– stabilité sociale (logement, travail, horaires) et affective,
– tolérance des médicaments.

Ces facteurs peuvent varier dans le temps, et le malade traverser des périodes de dépression, de refus de la maladie, d'instabilité émotionnelle, de fatalisme, qui risquent de provoquer une rupture du suivi et ses conséquences sur le pronostic ultérieur.

6.3.3 INTOLÉRANCES

Des diarrhées sont fréquentes, surtout sous antiprotéases. Il s'agit de diarrhées motrices, relativement bien contrôlées par les ralentisseurs du transit, mais parfois très handicapantes.

Des nausées ou des vomissements peuvent survenir, surtout en début de traitement. Ils justifient la prescription de traitements symptomatiques, poursuivis aussi longtemps que nécessaire, afin de ne pas laisser s'installer un véritable réflexe conditionné pouvant provoquer des vomissements à la simple vue des gélules.

Les allergies cutanées, parfois sévères, sont plus fréquentes chez le sujet immunodéprimé que dans la population générale. Elles imposent l'arrêt du traitement responsable, difficile à déterminer, puisque les antirétroviraux ne doivent être prescrits qu'en association.

6.3.4 TOXICITÉS

Elles sont dominées par la **toxicité mitochondriale**, induite par les inhibiteurs nucléosidiques de la transcriptase inverse, d'expression variable selon les molécules, et dont la manifestation la plus grave est l'acidose lactique. Les mitochondries sont des structures intracellulaires permettant les phénomènes d'oxydoréduction producteurs d'énergie. Les inhibiteurs nucléosidiques interfèrent avec leur métabolisme et augmentent la production de radicaux libres toxiques et d'acide lactique.

Des atteintes de la moelle osseuse se voient surtout avec la zidovudine (Retrovir®). Elles entraînent des leucopénies (baisse des globules blancs) survenant assez précocement et des anémies parfois très sévères, se révélant après 2 à 3 mois et nécessitant, si elles ne sont pas dépistée à temps, des transfusions sanguines. Ces anomalies aggravent la cytopénie centrale (diminution de fabrication des cellules sanguines par la moelle osseuse) induites par le VIH lui-même.

Des myopathies peuvent également survenir sous Retrovir®, se manifestant par une fatigabilité, des douleurs musculaires et biologiquement, une élévation des CPK (créatine phosphokinases). Ces manifestations imposent l'arrêt du traitement.

Des neuropathies périphériques sont le plus souvent secondaires à la stavudine (Zerit®) ou au didanoside (Videx®). Il s'agit d'atteintes débutant au niveau des pieds, avec sensations anormalement douloureuses du contact (dysesthésies). Elles évoluent progressivement vers des douleurs permanentes des membres inférieurs avec anesthésie des extrémités. Ces manifestations peuvent être associées à d'autres types d'atteinte des nerfs périphériques (VIH lui-même, alcool). Elles peuvent devenir très handicapantes du fait de leur intensité ou de l'apparition de déficits moteurs. L'arrêt du traitement responsable permet la stabilisation des troubles et leur régression progressive.

Des pancréatites peuvent ne se traduire que par l'élévation du taux des enzymes spécifiques (amylase, lipase), mais elles sont parfois responsables de tableaux sévères avec douleurs abdominales intenses.

L'acidose lactique est l'expression la plus grave de la toxicité mitochondriale. Dans un premier temps, l'hyperlactatémie s'installe progressivement, marquée par une fatigabilité musculaire, des nausées, des douleurs abdominales.

Ces troubles doivent alerter et faire doser les lactates. Le prélèvement doit être effectué à jeun, au repos, et les tubes de sang doivent être pris en charge sans délai par le laboratoire :

– si le taux de lactate reste inférieur à 2 mmol/l, il faudra rechercher une autre cause ;

– si le taux est compris entre 2 et 5 mmol/l, il doit être confirmé par un deuxième prélèvement, et il faut alors remplacer la molécule responsable ;

– si le taux est supérieur à 5 mmol/l, il existe un risque majeur d'acidose lactique.

Certains facteurs augmentent le risque d'hyperlactatémie : l'obésité, la présence d'une lipoatrophie, la grossesse, un traitement par ribavirine (traitement de l'hépatite C). L'acidose lactique est une situation rare mais très grave. Elle entraîne une défaillance multiviscérale, avec atteintes respiratoire, cardiaque, hépatique et rénale. Malgré une prise en charge en réanimation, la mortalité est de 50 %.

6.3.5 ANOMALIES DE RÉPARTITION DES GRAISSES : LIPODYSTROPHIE

Sous l'effet combiné des divers traitements et de la maladie VIH, plus de la moitié des patients traités présentent des anomalies de la répartition des graisses. Ces anomalies sont d'importance variable. Deux types de modifications peuvent survenir : la lipoatrophie et/ou la répartition facio-tronculaire des graisses.

Lipoatrophie

La lipoatrophie est une fonte du tissu adipeux touchant le visage et les membres. Le visage se creuse, tout particulièrement au niveau des joues, des tempes et des orbites, réalisant un aspect de vieillissement rapide et donnant une impression de fatigue et d'amaigrissement qui alerte souvent l'entourage. Les membres deviennent grêles, les veines ressortent, les bras, les cuisses et surtout les fesses fondent. Ces troubles sont en partie liés à la toxicité mitochondriale des IRT, favorisée par les antiprotéases, mais leur physiopathologie est plus complexe. Il n'existe aucun traitement médicamenteux pour les prévenir ou les faire régresser.

Au niveau du visage, des interventions réparatrices sont possibles. Deux techniques peuvent être proposées, basées sur l'injection de tissu adipeux ou de produit de comblement :

– **l'injection de tissu adipeux** consiste à prélever de la graisse sous-cutanée du malade, au niveau des membres ou de l'abdomen, à la centrifuger puis à la réinjecter dans les zones creusées du visage. L'intervention a lieu sous anesthésie locale ou plus souvent générale. Une des limites de cette technique est une quantité de graisse insuffisante dans les zones de prélèvement ;

– **le comblement** des zones atrophiées peut également s'effectuer par injections de produits capables d'induire la formation de néocollagène. Le traitement s'effectue par séances répétées, permettant une correction progressive des troubles.

Hypertrophie adipeuse tronculaire

Il s'agit de dépôts de graisse, responsables de modifications parfois impressionnantes de la morphologie. Ils peuvent siéger :

– *au niveau cervical postérieur,* réalisant un aspect de « bosse de bison », de plusieurs centimètres d'épaisseur, pouvant descendre jusqu'entre les omoplates,

– *au niveau du cou,* pouvant aller jusqu'à la disparition du relief mentonnier,

– *au niveau des seins,* à distinguer d'une hypertrophie glandulaire,

– *au niveau intra-abdominal,* avec aspect de « gros ventre » associé à des sensations de ballonnement et des difficultés de digestion.

Si des conseils hygiéno-diététiques sont logiques (exercices physiques et régimes pauvres en graisse animale et en sucres d'absorption rapide), ils sont très insuffisants. Seules des interventions chirurgicales par lipo-aspiration permettent d'améliorer les cas les plus gênants.

Ces manifestations ont souvent un important retentissement sur la vie psychoaffective. Elles suscitent ou aggravent un sentiment d'autodépréciation. Les malades craignent de se mettre en maillot de bain ou en tenue de sport, ce qui entrave l'activité sportive qui leur est pourtant particulièrement recommandée. Elles peuvent déterminer de véritables syndromes dépressifs et être responsables d'arrêts thérapeutiques avec leurs conséquences sur l'évolution de la maladie.

6.3.6 TROUBLES MÉTABOLIQUES

C'est l'un des risques majeurs des traitements antirétroviraux. Ils concernent le métabolisme des sucres, et surtout celui des lipides, et exposent le patient à des problèmes vasculaires. Au niveau glucidique, les traitements sont susceptibles de révéler ou d'aggraver un diabète, qui justifie la prise en charge classique de cette maladie, alourdissant encore la thérapeutique. Au niveau des lipides, certains inhibiteurs nucléosidiques et la majorité des antiprotéases sont susceptibles d'induire une augmentation des triglycérides et du cholestérol.

L'étude du **métabolisme des lipides** associe le dosage des triglycérides (molécules issues du métabolisme des sucres) et du cholestérol pour lequel on oppose schématiquement le « bon » cholestérol (cholestérol HDL) et le « mauvais » cholestérol (LDL). L'hyperlipidémie dépend du métabolisme particulier de chaque individu (patrimoine génétique), de son alimentation et de ses médicaments éventuels.

Le taux des **triglycérides** dans le sang est normalement inférieur à 1,5 g/l, chez un sujet à jeun depuis 12 heures. Son augmentation, quand elle est importante, peut induire des pancréatites.

Le **cholestérol total** doit être inférieur à 2 g/l. L'impact de son élévation sur d'éventuelles lésions artérielles est mieux précisé par la mesure du taux de cholestérol LDL, dont la valeur-seuil dépend des autres facteurs de risque vasculaire, et du HDL s'il est inférieur à 0,5 g/l.

Un facteur de risque est un paramètre susceptible d'augmenter la fréquence d'une maladie par rapport à sa fréquence dans la population générale. **Le risque vasculaire** est dominé par les troubles de la circulation coronarienne (artères du cœur) pouvant être responsables d'infarctus du myocarde.

À côté de l'hypercholestérolémie, il existe d'autres facteurs de risque :
- les antécédents familiaux (traduisant une possible prédisposition génétique),
- le tabac,
- la sédentarité,
- l'hypertension artérielle,
- l'anxiété.

Ces différents facteurs de risque se cumulent quand ils coexistent.

La prise en charge des hyperlipidémies est devenue, avec l'allongement de l'espérance de vie des sujets contaminés par le VIH, une nécessité. Elle comporte la **rééquilibration des apports alimentaires**, mais aussi la lutte contre les autres facteurs de risque.

Le **problème du tabac** doit être pris très au sérieux et bénéficier de l'aide de consultations spécialisées. L'encouragement à un **exercice physique adapté** est indispensable. Ces mesures hygiéno-diététiques sont primordiales mais souvent insuffisantes, nécessitant alors la prescription de **traitements hypolipémiants**.

Certaines modifications des antirétroviraux peuvent améliorer les résultats : remplacement de l'antiprotéase par un inhibiteur non nucléosidique de la transcriptase inverse, utilisation de l'atazanavir (Reyataz®) dont l'impact sur le profil lipidique est plus favorable, changement d'inhibiteur nucléosidique.

6.3.7 COÛT

En France, tout assuré social contaminé par le VIH bénéficie d'une prise en charge de tous les frais inhérents à sa maladie, dans le cadre des affections de longue durée.

Le coût d'un traitement antirétroviral se situe habituellement entre 800 et 1 200 euros par mois. Il peut être plus élevé et atteindre jusqu'à 3 000 euros quand on y associe des inhibiteurs d'entrée (Fuzéon®). Ces traitements n'ont d'intérêt que poursuivis pendant des années. Ils représentent donc des dépenses très lourdes qui, en l'état, ne sont accessibles qu'à des pays économiquement développés.

La plupart des individus contaminés vivent dans des pays pauvres et n'ont pas accès à ces traitements. Après bien des débats et des luttes à la mesure des enjeux sociaux et politiques, la situation évolue, conjuguant la fabrication de médicaments génériques, la délivrance par des laboratoires pharmaceutiques de certains médicaments à des prix plus accessibles et les programmes internationaux d'aide. Cette évolution reste encore très insuffisante.

6.4 Résultats

6.4.1 DIMINUTION DE LA MORTALITÉ

Depuis l'utilisation des traitements efficaces (courant 1996), la mortalité liée au sida a diminué de façon très significative. En France, en 1990, on comptait plus de 2 500 décès par an, nombre augmentant régulièrement pour culminer en 1994 à plus de 4 000. Dès 1996, le nombre des décès est passé à 2 842, puis en 1997 à 1 120. Il continue de diminuer et est inférieur à 650 par an depuis 2000 (l'analyse de cette mortalité est détaillée au § 6.5.3).

6.4.2 DIMINUTION DU NOMBRE DE CAS DE SIDA

De 1992 à 1995, plus de 5 000 patients entraient en stade sida chaque année. Ce chiffre a été divisé par 2 en 1997, puis est passé progressivement à 1 500 cas par an. Ces cas correspondent en majorité à des personnes ignorant leur contamination avant l'apparition de la maladie opportuniste révélatrice (51 %), ou non traitées pour des causes diverses (22 %).

Actuellement, on peut estimer à 400 le nombre de patients connus et traités qui passent chaque année au stade sida. Ce sont soit des malades en mono- ou bithérapie avant l'arrivée des médicaments actuels, soit des malades qui n'ont pas pris régulièrement leurs traitements, toutes situations qui ont permis la sélection de VIH multirésistants.

6.4.3 RÉGRESSION DE CERTAINES MALADIES OPPORTUNISTES

À côté des infections le plus souvent révélatrices du sida (pneumocystoses, toxoplasmoses, candidoses, lymphomes), les infections qui survenaient lors de grandes immunodépressions sont devenues plus rares (infections à CMV, infections à mycobactéries atypiques, cryptococcoses).

6.4.4 AMÉLIORATION DES MALADES TRÈS IMMUNODÉPRIMÉS

Nombre de patients en immunodépression sévère en 1996, souffrant de maladies opportunistes depuis plusieurs années, ont vu leur état se transformer et leur immunité s'améliorer, permettant la reprise d'une activité et l'élaboration de nouveaux projets de vie.

6.4.5 POURCENTAGE ÉLEVÉ DE BONNES RÉPONSES AUX TRAITEMENTS

En 2005, l'étude des patients suivis dans les hôpitaux français retrouvait pour 65 % d'entre eux des charges virales inférieures à 500 et des CD4 supérieurs à 200/mm^3. Si l'on ne considère que les sujets traités d'emblée de façon optimale, plus de 80 % d'entre eux ont des charges virales inférieures à 50 copies/ml et des CD4 élevés ou évoluant favorablement.

Ces résultats persistent d'année en année, permettant d'envisager des survies très prolongées, sous réserve des conséquences à long terme des toxicités des médicaments ou de l'évolution d'infections hépatiques associées.

6.4.6 EFFICACITÉ EN FONCTION DE L'IMMUNITÉ

Divers études ont démontré que l'évolution évaluée soit sur l'immunité, soit sur le pourcentage de survie, était meilleure si le traitement était instauré pour un taux de lymphocytes CD4 supérieur à 350/mm^3.

Si le traitement n'est débuté qu'au stade sida, une prise en charge efficace peut être assurée, mais ses résultats sont incertains. Le patient doit affronter une période difficile pouvant durer plusieurs mois, correspondant aux traitements du ou des infections opportunistes et à l'instauration du traitement anti-VIH lui-même. Efficacité et échecs, intolérances et toxicités s'associent et se succèdent dans un contexte d'angoisse. Dans ces situations, l'évolution n'est pas toujours favorable et peut être marquée par le décès ou l'installation de séquelles définitives. Dans certains cas de grande immunodépression, la restauration immunitaire initiale s'accompagne de manifestations inflammatoires (syndrome de restauration immunitaire) qui favorisent l'expression d'infections jusque là silencieuses (CMV et mycobactéries atypiques). Après 6 mois à 1 an, si le traitement est efficace et la restauration immunitaire amorcée, le pronostic rejoint lentement celui des patients traités plus précocement.

6.5 Échecs

Si l'utilisation d'association d'antirétroviraux a transformé l'évolution de la maladie, il existe encore des échecs liés à l'apparition de virus multirésistants ou à la mise en route trop tardive des traitements.

6.5.1 ÉCHAPPEMENTS THÉRAPEUTIQUES ET MULTIRÉSISTANCES

L'émergence de virus résistants, qu'elle soit liée à une mauvaise observance ou à des traitements initialement insuffisants, aboutit à une reprise de la multiplication virale. La réadaptation des antiviraux avec l'aide des études de mutations génotypiques peut redresser la situation, mais il est des cas d'échecs qu'aucune des associations actuelles ne peut contrôler.

Les virus mutés sont moins délétères pour le système immunitaire, justifiant la poursuite des traitements qui ne servent alors qu'à ralentir l'évolution, mais ne peuvent éviter l'apparition des infections opportunistes et le passage au stade de sida avec son évolution inexorable.

6.5.2 MISE EN ROUTE TROP TARDIVE DES TRAITEMENTS

Actuellement, près de 3 sujets sur 4 entrant en stade sida ne sont pas traités. La prise en charge initiale doit donner priorité aux infections opportunistes. Dans ces situations difficiles, il n'est pas toujours possible d'éviter l'évolution vers la mort.

CONDITIONS POUR ASSURER L'EFFICACITÉ DU TRAITEMENT

S'assurer d'avoir compris les raisons de la prescription et les modalités de prise. Au moindre doute, vérifier avec le prescripteur, une infirmière spécialisée, les membres d'une association ou Sida Info Service.

Partager avec le prescripteur ou les membres de son équipe les éventuelles réserves par rapport à la mise sous traitement, et ce, avant de commencer à le prendre.

Respecter scrupuleusement la prescription (horaire et nombre de prises). Toute adaptation personnalisée éventuelle doit, auparavant, être validée par le prescripteur.

En cas d'erreur ou d'oubli, en parler sans délai pour adapter au mieux les prises suivantes, et analyser les causes pour éviter une récidive.

En cas d'intolérance, même minime, en parler pour réadapter la thérapeutique ou envisager des traitement symptomatiques.

Réfléchir à un stockage approprié (certains médicaments doivent être conservés au froid), mais suffisamment discret pour garantir la confidentialité.

Informer le prescripteur de toute prise médicamenteuse intercurrente, soit transitoire, soit au long cours, afin de s'assurer de la compatibilité des molécules et de l'absence d'interaction.

Ne pas interrompre le traitement sans en discuter au préalable. Outre les conséquences de l'interruption, ses modalités peuvent être variables en fonction de la durée de vie des molécules (certaines doivent être arrêtées plusieurs jours avant les autres).

En cas d'informations contradictoires, en parler avec le médecin prescripteur ou son équipe.

En cas de difficultés, de découragement, de problèmes imprévus, en parler dès que possible.

En cas de désir de grossesse, en discuter pour choisir le meilleur moment et éventuellement adapter le traitement, certaines molécules étant contre-indiquées pendant la grossesse

6.5.3 MORTALITÉ

En 2005, en France, 36 % seulement des décès étaient directement rattachés à une infection opportuniste définissant le stade sida. Les autres causes associent des affections dont la survenue ou l'évolution sont favorisées par le VIH lui-même ou l'immunodépression qu'il entraîne. On retrouve :

- des cancers (16,4 %),
- des hépatites C chroniques (11 %),
- des atteintes cardiovasculaires (9 %),
- des infections bactériennes (5 %),
- des suicides (5 %)

Les cancers (47 % broncho-pulmonaires, 11 % ORL) justifient, avec les risques vasculaires liés aux traitements, une lutte active et systématique contre le tabagisme.

Il est difficile de lier formellement les suicides à la maladie VIH, même si d'évidence les conséquences psychologiques, familiales et sociales de la contamination pèsent lourdement sur le comportement du malade.

6.6 Recommandations

La complexité des différents éléments qui viennent d'être envisagés, et l'évolution permanente des connaissances, nécessitent l'élaboration et la mise à jour, par des experts, de recommandations permettant d'orienter les choix thérapeutiques. En France, ces recommandations sont régulièrement publiées sous l'égide du ministère de la Santé. La décision repose sur cinq critères principaux : l'évolution clinique, le taux des lymphocytes CD4 et leur évolution, la charge virale, l'avis éclairé du patient et les conditions socio-économiques.

6.6.1 ÉVOLUTION CLINIQUE

C'est un argument indiscutable pour démarrer un traitement antirétroviral. L'apparition d'une maladie opportuniste signe la gravité de l'immunodépression, et seul le traitement anti-VIH permet d'empêcher l'évolution vers la mort. Sa mise en place doit parfois être différée en cas d'interactions prévisibles avec les traitements de la phase aiguë des infections opportunistes.

6.6.2 TAUX DES LYMPHOCYTES CD4

C'est le paramètre essentiel qui permet d'apprécier l'état de l'immunité avant que n'apparaissent les infections opportunistes. Il se fait sur un prélèvement de sang effectué à jeun. Son résultat est donné en valeur absolue, mais est calculé en pourcentage par rapport aux lymphocytes totaux. La toxicité potentielle des traitements conduit à attendre une diminution significative des CD4 *avant* de mettre en route la thérapeutique. Les recommandations varient régulièrement, notamment du fait de la mise au point de médicaments moins toxiques.

Actuellement (rapport des experts français, décembre 2006), la mise en route du traitement est **recommandé avant 350 CD4/mm^3**.

6.6.3 CHARGE VIRALE

Chez un sujet contaminé depuis plus de 6 mois, non traité, s'établit un équilibre entre la réplication virale et le contrôle immunitaire. L'intensité très variable de la charge virale a alors une valeur pronostique, et est prédictive de la rapidité avec laquelle le taux des CD4 va diminuer.

L'importance de la charge virale rentre peu en compte dans la décision démarrer un traitement, mais quand le malade est traité, elle devient un paramètre essentiel pour le suivi.

Une charge virale qui reste détectable doit faire craindre la sélection progressive de virus résistants. Il est alors nécessaire de vérifier la régularité des prises médicamenteuses, de rechercher un facteur intercurrent susceptible d'en diminuer l'efficacité (interaction avec un autre traitement ?) et de discuter une modification thérapeutique. Dans ces situations, le dosage sanguin des médicaments et/ou la recherche de mutations génotypiques peuvent aider à la décision.

6.6.4 AVIS ÉCLAIRÉ DU PATIENT

Une complète adhésion du malade à la décision est indispensable à la qualité de l'observance. Il faut donc s'assurer de la bonne compréhension du traitement, des modalités et des horaires des prises, mais aussi de l'évolution de la maladie et de l'intérêt de la mise en route des antirétroviraux. Le malade doit avoir le temps de s'approprier la décision thérapeutique qui n'est qu'exceptionnellement urgente.

Cette décision peut être difficile à accepter : peur des effets secondaires, croyances diverses sur les médicaments, refus de la maladie. L'avis d'un autre médecin, la rencontre avec un psychologue, une consultation avec une infirmière spécialisée peuvent être souhaitables, tant la motivation est importante avant toute décision thérapeutique.

En cours de traitement, ces éléments doivent être rediscutés régulièrement ainsi que le retentissement éventuel des médicaments sur la vie quotidienne. Les recommandations officielles insistent sur l'importance des **consultations d'éducation thérapeutique** pour entretenir la motivation du malade et dépister ses difficultés, avant qu'elles ne soient la cause d'un échec avec apparition de virus résistants.

6.6.5 CONDITIONS SOCIO-ÉCONOMIQUES

Afin de faire face aux nombreuses difficultés liées aux traitements, un certain nombre de conditions sont souhaitables :

– logement fixe avec possibilité de garder au réfrigérateur certains médicaments (Norvir®),

– activité professionnelle aménagée en cas de fatigabilité persistante,

– revenus suffisants pour assurer une alimentation adaptée aux troubles lipidiques,

– stabilité de la situation administrative pour les patients étrangers.

Il est parfois nécessaire, avant la mise en route d'un traitement, de rechercher des solutions à ces problèmes. La coopération entre les différents acteurs (services médicaux, services sociaux, associations) doit aider à trouver les meilleures solutions.

6.7 Interruptions thérapeutiques

Depuis des années, la lassitude, les intolérances, des difficultés socio-familiales, un voyage, ont fait poser le problème de l'arrêt transitoire des traitements antirétroviraux. Ces arrêts sont dangereux lorsque l'immunité est encore très altérée, exposant au risque de chute des lymphocytes CD4 et de survenue d'infections opportunistes. Lorsque l'immunité est satisfaisante et stabilisée, et que le patient n'a jamais présenté une grande immunodépression, il apparaît que ces arrêts n'ont que peu d'incidence sur l'évolution ultérieure, à la condition d'être décidés en accord avec le médecin et surveillés régulièrement.

Les modalités de l'arrêt dépendent du type de traitement utilisé. Lorsque l'association prescrite comporte des médicaments à longue demi-vie (c'est-à-dire qui persistent plus longtemps dans l'organisme), ceux-ci doivent toujours être arrêtés plusieurs jours avant les autres.

Quelques jours ou quelques semaines après l'arrêt des antirétroviraux, la charge virale augmente puis se stabilise à un niveau très variable. Le patient doit être informé qu'**en cas de rupture de préservatif, les risques de contamination sont majorées**.

Si, à l'heure actuelle, **ces arrêts ne sont pas recommandés**, divers essais sont en cours pour juger des possibilités de traitements intermittents, afin de limiter la toxicité potentielle à long terme des médicaments. Un important essai international (étude SMART) a été lancé début 2004 pour répondre à cette question. Il comparait l'évolution de 4 000 malades volontaires, à charge virale indétectable et dont le taux de CD4 était supérieur à $350/mm^3$. Les patients étaient répartis par tirage au sort en deux groupes. Dans le premier, les traitements ont été poursuivis afin de garantir une efficacité virale maximale. Dans le second, les médicaments ont été arrêtés, et n'étaient repris que lorsque le taux de CD4 devenait inférieur à 250, pour être à nouveau arrêtés dès qu'il atteignait 350.

Cet essai a dû être interrompu du fait d'un nombre plus élevé d'accidents sévères voire mortels dans le groupe « interruption thérapeutique ». L'étude des évolutions défavorables permet de conclure qu'il faut **déconseiller ces arrêts** chez les patients ayant eu dans leur histoire un taux de CD4 très bas, et que les traitements doivent être repris avant de descendre en-dessous de 350 CD4/mm^3. D'autres études sont en cours pour mieux cerner le problème.

6.8 Immunothérapie

À côté des traitements inhibant la multiplication virale, il est logique d'explorer les possibilités d'action sur l'immunité elle-même, pour renforcer l'efficacité des antiviraux mais aussi en diminuer la consommation et donc les conséquences toxiques. Deux voies peuvent être envisagées : l'utilisation d'immunomodulateurs non spécifiques et la stimulation de la réponse spécifique contre le VIH.

6.8.1 CYTOKINES

Dans la maladie VIH, deux cytokines ont déjà été utilisées : l'interleukine-2 et l'interféron alpha, mais d'autres molécules font actuellement l'objet de recherches.

Interleukine-2 (IL-2)

L'IL-2 a un effet sur la prolifération et l'activation des lymphocytes CD4. Commercialisée sous le nom de Macrolin® et utilisée en France depuis plus de dix ans, elle était administrée en injections sous-cutanées biquotidiennes, par cure de 5 jours, toutes les 6 semaines. Le traitement durait 1 an, avec par la suite des cures d'entretien à la demande.

Les effets secondaires étaient fréquents, associant sensations de malaise, fièvre, fatigue, ulcérations buccales, troubles digestifs. En fait, un risque accru de survenue de lymphomes chez des sujets modérément immunodéprimés a fait **suspendre son utilisation.**

Le système immunitaire utilise l'action synergique de nombreux types de cellules qui « communiquent » entre elles par des substances chimiques appelées cytokines. Ces molécules sont de mieux en mieux connues et on sait les synthétiser. Leur utilisation thérapeutique est difficile, du fait de la complexité des interactions des cellules sur lesquelles elles agissent et des effets secondaires qu'elles entraînent. De nombreuses affections (cancéreuses, hématologiques...) devraient pouvoir bénéficier de leur utilisation.

Interféron alpha

Composant-clé des traitements des hépatites C et B, l'interféron alpha n'a pas actuellement d'indication dans le traitements de la maladie VIH. Des essais étudient son impact au cours du traitement des primo-infections et lors de arrêts des antiviraux.

6.8.2 VACCINS

Classiquement, les vaccins sont utilisés pour protéger l'organisme d'une infection en développant, avant la contamination, une immunité spécifique. La disposition d'un **vaccin préventif** est un enjeu majeur en matière de santé publique internationale, étant donné l'extension de l'épidémie, ses conséquences catastrophiques et les difficultés, pour la majorité des populations concernées, à accéder aux traitements. Sa mise au point se heurte à de nombreux problèmes techniques dominés par la grande variabilité antigénique du VIH.

Actuellement, plusieurs « candidats vaccins » ont été expérimentés sur des sujets non contaminés, permettant de provoquer des réactions immunitaires encore très insuffisantes pour développer une protection. L'utilisation d'un vaccin préventif ne semble donc pas envisageable avant longtemps.

L'utilisation de vaccins à des fins thérapeutiques, chez des sujets déjà contaminés, suscite en revanche quelques espoirs. Le renforcement des défenses spécifiques contre le VIH devrait permettre de retarder l'utilisation des antiviraux ou d'en prolonger les arrêts.

6.9 Traitement des co-infections par le virus de l'hépatite C (VHC)

Les hépatites virales chroniques sont responsables de 13 à 15 % des décès des patients infectés par le VIH. Elles nécessitent une prise en charge spécifique. Elles sont dominées, en France, par l'hépatite C (l'hépatite B est abordée au chapitre II).

6.9.1 HÉPATITE C CHRONIQUE

Le VHC est surtout transmis par le sang, à l'occasion de transfusions, de partage de matériel entre usagers de drogues, mais aussi lors de tatouage de piercing, et vraisemblablement de certains soins médicaux. Dans 30 % des cas, on ne retrouve pas l'origine exacte de la contamination. La transmission sexuelle est très rare en-dehors des sujets contaminés par le VIH. En France, on estime entre 350 et 400 000 le nombre de sujets infectés par le VHC. L'atteinte initiale est le plus souvent asymptomatique. La guérison peut survenir spontanément, mais dans plus de 70 % des cas, l'hépatite persiste et évolue vers la chronicité.

L'hépatite chronique à VHC peut rester longtemps silencieuse, sans retentissement clinique ni biologique. Le plus souvent, elle est responsable d'une inflammation des cellules hépatiques qui se traduit par une élévation modérée, variable et persistante des transaminases. Pendant des années la seule manifestation inconstante est la **fatigue**. Parfois, l'hépatite chronique C est responsable de manifestations auto-immunes, c'est-à-dire d'activation du système immunitaire contre l'organisme.

Le risque évolutif de cette inflammation est la constitution de **fibrose,** pouvant aboutir au stade de **cirrhose** (20 % après une évolution de 10 à 20 ans). Cette cirrhose, de par son évolution, met en jeu le pronostic vital. Elle peut se compliquer de cancer hépatique. Certains facteurs favorisent cette évolution fibrosante : l'âge, le sexe masculin et surtout la consommation d'alcool qu'il faut proscrire.

Pour apprécier l'évolution, une **ponction-biopsie du foie**, réalisée sous anesthésie locale, a longtemps été le seul moyen disponible. Depuis quelques années, l'étude de certains marqueurs sanguins (type fibrotest) donne une approche de l'état hépatique. L'utilisation de nouvelles techniques étudiant l'élasticité du tissu hépatique (fibroscan) devrait permettre un suivi simplifié. Il s'agit d'un examen qui, pour le patient, s'apparente à une échographie. Il peut être répété sans risque, diminuant les indications de la biopsie.

Le but du traitement est d'empêcher ou de retarder l'évolution de la fibrose. Il associe de l'interféron alpha pégylé (1 injection sous-cutanée par semaine) et de la ribavirine, comprimés à prendre tous les jours. La ribavirine est susceptible d'induire des anomalies fœtales chez l'animal. Sa prescription impose une contraception efficace pendant toute la durée du traitement et pendant les six mois suivant son arrêt, et ce, que le patient soit un homme ou une femme.

La durée du traitement est de 6 à 12 mois selon le type de virus, mais elle peut être prolongée en fonction des délais de réponse au traitement. Sa tolérance est mauvaise, dominée par de la fatigue et des troubles psychologiques (irritabilité, dépression) qui peuvent être sévères. Il s'agit d'une épreuve difficile pour le malade et son entourage. La décision de traiter doit donc être discutée au cas par cas. En cas de problème psychiatrique connu ou soupçonné, un avis et un suivi spécialisé sont nécessaires.

L'efficacité du traitement est jugée sur la charge virale VHC. La guérison est affirmée quand cette charge virale reste indétectable plus de 6 mois après l'arrêt du traitement (réponse virale prolongée). Dans certains cas, la charge virale devient indétectable au bout de quelques mois, mais réapparaît après son arrêt (rechute). Certains patients ne répondent pas du tout aux traitements qui sont alors interrompus.

Les chances de réponses virales prolongées sont variables en fonction :

- du génotype du VHC :
  - plus de 80 % pour les génotypes 2 et 3,
  - de 40 à 50 % pour les génotypes 1 et 4 ;

– de l'importance de la charge virale initiale,

– de l'intensité de la fibrose :

• pour les génotypes 1, après 12 mois de traitement, 40 % pour fibrose sévère ou cirrhose, 60 % pour fibrose minime ou modérée.

• pour les génotypes 2 ou 3, après 6 mois de traitement, 70 % pour fibrose sévère ou cirrhose, 85 % pour fibrose minime ou modérée.

En pratique, **la décision thérapeutique** s'inscrit dans un projet à long terme, tenant compte :

– de l'importance de la fibrose et de son évolution,

– des chances de succès (génotypes, charge virale, âge du patient),

– de l'absence de contre-indications,

– de l'avis éclairé du patient sur ses chances de réponse virologique et sur les effets secondaires possibles.

Si le traitement n'est pas décidé, une **surveillance** clinique, biologique, échographique et histologique est indispensable. En cas de rechute, une nouvelle cure doit être tentée.

Le nombre encore trop élevé d'échecs (particulièrement pour les génotypes 1 et 4), nécessite la mise au point de nouvelles molécules et de stratégies plus incisives : durée prolongée à 18 mois ou plus et/ou traitement d'attaque à doses plus fortes. En attendant les résultats de ces recherches, les patients en échec continuent d'évoluer vers la cirrhose et ses complications. Des traitements prolongés à doses réduites d'interféron permettent de retarder cette évolution, tout en minimisant les effets secondaires. En cas de défaillance hépatique ou d'apparition de cancer, **la greffe du foie** reste une solution de sauvetage.

6.9.2 INTERACTIONS VIH-VHC

Une contamination par le VHC existe chez 20 à 30 % des patients porteurs du VIH (en France, 30 à 40 000 sujets sont co-infectés par ces deux virus). La co-infection est présente chez 78 % des patients contaminés par usage de drogues intraveineuses, mais aussi chez 11 % des contaminés par voie sexuelle.

Impact du VHC sur la maladie VIH

Les résultats des études sur les sujets co-infectés sont discordants, mais le VHC semble accélérer la détérioration immunitaire liée au VIH.

Impact du VIH sur l'hépatite chronique à VHC

Augmentation de la charge virale du VHC, dont on a vu qu'elle était un facteur de mauvaise réponse thérapeutique, particulièrement pour le génotype 1.

Aggravation de l'évolution de l'hépatite chronique C : la progression vers la cirrhose est deux fois plus rapide. Quand elle est installée, son évolution est six fois plus rapide. Cette évolution péjorative est d'autant plus importante que le taux de CD4 est bas (< 200/mm^3).

Augmentation du risque de transmission du VHC : le risque *de transmission sexuelle* du VHC devient significatif en présence du VIH (de l'ordre de 3 %). Le risque de *transmission mère-enfant du VHC* est inférieur à 5 % chez le sujet séronégatif. Il passe à 20 % en cas de co-infection. Un projet de grossesse est donc un argument pour traiter au préalable une femme co-infectée, tout en lui rappelant la nécessité d'attendre 6 mois après la fin du traitement pour s'assurer d'une réponse virale prolongée, mais aussi pour écarter tout risque de toxicité de la ribavirine sur l'enfant.

Majoration de la toxicité des traitements anti VIH chez le co-infecté : la toxicité hépatique de l'ensemble des traitements est majorée, justifiant une surveillance régulière des transaminases lors des éventuels changement de molécules.

Majoration de la toxicité des traitements anti-VHC chez le co-infecté : les troubles hématologiques secondaires à l'interféron et à la ribavirine sont majorés chez le co-infecté, justifiant plus souvent le recours à des facteurs de croissance des globules blancs ou à de l'érythropoïétine (EPO) en cas d'anémie. La prescription de zidovudine (Retrovir®) doit être évitée, étant donné le risque d'anémie. La ribavirine est susceptible d'interférer avec certains analogues nucléosidiques, augmentant le risque de toxicité mitochondriale et d'acidose lactique. Le traitement doit donc être adapté, avant la mise sous ribavirine.

6.9.3 RÉSULTATS DES TRAITEMENTS ANTI-VHC CHEZ LES PATIENTS CO-INFECTÉS

La bithérapie anti-VHC est efficace chez le co-infecté, permettant d'obtenir des réponses virologiques prolongées et donc la guérison de l'hépatite. Les différentes études montrent cependant un pourcentage moins élevé de succès, et ce, malgré un traitement d'un an, quel que soit le génotype :

- 30 % pour les génotypes 1 et 4,
- 65 à 70 % pour les génotypes 2 et 3.

En cas d'échec, la transplantation hépatique, pendant longtemps considérée comme trop à risque chez les patients immunodéprimés par le VIH, peut maintenant être envisagée, mais elle reste un choix difficile.

6.9.4 RECOMMANDATIONS POUR LA PRISE EN CHARGE DE LA CO-INFECTION VIH-VHC

La sévérité d'évolution vers la fibrose, le rôle du VHC dans la mortalité des patients contaminés par le VIH, la moins bonne tolérance des traitements antirétroviraux doivent faire envisager le traitement de l'hépatite chronique C chaque fois que possible. Le traitement ne doit être discuté qu'en cas de fibrose minime chez un sujet ayant de mauvais facteurs prédictifs de réponse virologique (génotype 1 et 4). Il doit être conduit comme pour les sujets mono-infectés, mais sa durée, sous réserve d'une tolérance satisfaisante, doit être d'au moins 12 mois, y compris pour les génotypes 2 et 3.

Lorsque l'immunité est encore satisfaisante, il faut traiter le VHC *avant* le VIH. Lorsque l'immunité est altérée, les traitements antirétroviraux doivent d'abord être mis en route, pour augmenter les chances de succès.

6.9.5 TRAITEMENT DE L'HÉPATITE C DANS LA VIE D'UN SUJET PORTEUR DU VIH

Le traitement de l'hépatite C constitue une épreuve de par ses retentissements physiques, mais aussi psychologiques, et leurs conséquences socio-familiales. Il faut donc, avant sa mise en route, préparer le malade et son entourage, en discuter les divers aspects et choisir le meilleur moment pour l'affronter.

Ces difficultés s'ajoutent à celles du suivi de la maladie VIH. Les épisodes dépressifs induits par l'interféron risquent de faire abandonner l'ensemble des traitements, et les consultations d'éducation thérapeutique sont tout particulièrement utiles dans cette situation. Paradoxalement, le traitement est parfois mieux accepté par certains malades qui trouvent ici l'espoir de guérir l'hépatite, alors que les antirétroviraux ont pour seul objectif de les aider à vivre avec le VIH.

7 Maladie VIH et procréation

Depuis le début de l'épidémie, la maladie VIH, a posé le problème de la procréation, soit comme projet impossible, et alors source de souffrance et de frustrations, soit comme défi par rapport à la mort. Cette problématique s'est considérablement modifiée du fait des traitements qui ont permis la diminution du risque de transmission mère-enfant et l'augmentation de l'espérance de vie. Dans ce contexte, le désir d'enfant est très souvent exprimé, même s'il reste source d'angoisses et d'interrogations :

– **risque résiduel de transmission,** qui est actuellement de l'ordre de 1 %, mais dont on ne peut écarter la gravité potentielle pour l'enfant, et la culpabilité qu'il pourrait entraîner chez les parents ;

– **devenir des parents** qui peut paraître rassurant si la maladie est bien contrôlée, mais qui reste marqué du sceau de l'incertitude liée à l'évolution de l'affection ou à la toxicité des traitements (« Si je meurs – si nous mourons – que deviendra notre enfant ? ») ;

– **risque toxique pour l'enfant** des médicaments pris par sa mère pendant la grossesse ;

– **risque de contamination** du partenaire s'il est séronégatif.

Ces problèmes doivent être abordés suffisamment précocement, afin que le couple puisse en explorer les différents aspects et élaborer **sa décision** avec l'aide et le soutien de l'équipe soignante : choix de faire un enfant, ou choix, si la femme est enceinte, de le garder. Nous envisagerons successivement : la contraception de la femme contaminée par le VIH, les risques de transmission mère-enfant, la prise en charge de la grossesse au cours de la maladie VIH, la prise en charge d'un enfant né d'une mère séropositive, enfin l'aide à la procréation.

7.1 Contraception

L'éventualité d'une grossesse est souvent abordée dès les premières consultations, lorsque le ou la malade, découvrant sa séropositivité, essaye de se projeter dans l'avenir. Il est important, à ce stade, de prendre du recul. Aucune décision définitive ne doit être prise pendant cette période de bouleversement émotionnel. L'évocation de la grossesse est une ouverture vers un futur possible, mais sa réalisation nécessite d'apprécier l'état immunitaire du malade et son profil évolutif, mais aussi l'évolution du couple confronté à ce drame. Pour qu'il s'agisse d'un choix, il est nécessaire de maîtriser la contraception.

7.1.1 PRÉSERVATIF

Quelle que soit la situation, **l'utilisation du préservatif doit être, pour un sujet porteur du VIH, une règle absolue au cours de tout rapport sexuel**, pour éviter la contamination du partenaire s'il n'est pas contaminé ou pour éviter, entre partenaires contaminés, l'échange de populations virales différentes et parfois résistantes aux traitements. C'est aussi un mode de contraception efficace, mais qui peut être mis en échec.

En fait, nombre de couples, même très bien informés, n'utilisent pas systématiquement de préservatif, par lassitude, par déni du risque ou par refus d'un des partenaires. Chez les utilisateurs habituels, des oublis peuvent survenir, mais aussi des ruptures de préservatif. Il est donc recommandé d'y associer un autre mode de contraception.

7.1.2 CONTRACEPTION HORMONALE

Œstroprogestatifs

C'est la « pilule » classique, contraception la plus utilisée en France. Ils nécessitent une prescription médicale pour évaluer les éventuelles contre-indications et adapter le dosage. Chez une femme séropositive sous traitement antirétroviral se posent deux types de problèmes, les hyperlipidémies et les interactions médicamenteuses.

Hyperlipidémies : un cholestérol total supérieur à 2,5 g/l ou des triglycérides supérieurs à 2 g/l sont fréquents sous antiviraux, et contre-indiquent les œstroprogestatifs.

Interférences médicamenteuses : les antiprotéases et les inhibiteurs non nucléosidiques de la transcriptase inverse interfèrent avec le métabolisme de ces hormones :

– soit en en accélérant la destruction, nécessitant alors d'utiliser des pilules fortement dosées pour garder des taux sanguins efficaces,

– soit en la freinant (Crixivan®, Sustiva®) nécessitant au contraire des pilules faiblement dosées.

Progestatifs

Ils ont l'avantage d'être utilisables en cas d'hyperlipidémie. Ils peuvent être administrés par voie orale, mais aussi en injections tous les 3 mois ou en implants, efficaces plusieurs années. Ils sont souvent moins bien tolérés que les œstroprogestatifs car ils peuvent favoriser des saignements prolongés, mais aussi des troubles de la libido et parfois des modifications du caractère.

7.1.3 DISPOSITIFS INTRA-UTÉRINS

En-dehors d'une immunodépression importante, la maladie VIH n'est pas une contre-indication à la mise en place d'un **stérilet**. C'est même souvent une option conseillée chez ces patientes polymédicamentées. Le risque de règles abondantes nécessite de surveiller l'apparition d'une éventuelle anémie.

7.1.4 STÉRILISATION TUBAIRE

La ligature des trompes peut être envisagée, mais cette décision doit être soigneusement pesée, car il s'agit d'un geste chirurgical le plus souvent irréversible.

Au total, il est indispensable d'intégrer dans le suivi d'une femme contaminée par le VIH une surveillance gynécologique régulière, incluant une ***contraception efficace****. Le choix de la méthode doit être adapté à chaque patiente, en concertation avec le gynécologue et le spécialiste des maladies infectieuses. Bien suivies, ces différentes possibilités ne posent pas de problèmes particuliers en-dehors du* ***risque de négliger l'utilisation du préservatif.***

7.2 Risques de transmission mère-enfant

La transmission mère-enfant (TME) du VIH est un problème majeur à travers le monde. On estime à 1 900 le nombre d'enfants contaminés chaque jour, soit 700 000 par ans. Avant l'utilisation des antiviraux, le risque de TME variait de 10 à 30 % dans les pays industrialisés, de 25 à 45 % dans les pays défavorisés. En France, le nombre de femmes séropositives menant à terme leur grossesse a doublé en 10 ans et est de 1 500 par an. **Grâce à une prise en charge adaptée, le risque de TME est de l'ordre de 1 %,** correspondant à une vingtaine d'enfants contaminés chaque année. Plus du quart de ces transmissions surviennent chez des mères dont la sérologie était négative en début de grossesse et dont l'infection n'a pas été diagnostiquée, ce qui souligne l'importance du dépistage avant et pendant la grossesse.

7.2.1 DÉPISTAGE DE LA MALADIE VIH ET GROSSESSE

Réglementairement (loi du 27 janvier 1993 du Code de santé publique), un test de dépistage doit être proposé par le médecin au cours du premier examen prénatal, avec possibilité pour la femme de le refuser. L'intérêt de rendre obligatoire cet examen a suscité de nombreux débats, aboutissant à un avis défavorable du Conseil national du Sida, le 14 mars 2002. De nombreux spécialistes souhaitent intégrer aux différents prélèvements prénataux des propositions systématiques de sérologies VIH, au sixième et au huitième mois.

Quoi qu'il en soit, **la demande de dépistage est un moment privilégié pour aborder les facteurs de risques et donner des conseils de prévention**. Si des problèmes particuliers sont identifiés, il faut savoir demander un nouveau contrôle, afin de ne pas laisser passer une primo-infection et son risque aggravé de contamination pour l'enfant.

7.2.2 TRANSMISSION MÈRE-ENFANT DU VIH

Dans un tiers des cas, la transmission s'effectue pendant les derniers jours de la grossesse et, pour les deux tiers, pendant l'accouchement. À ce risque s'ajoute celui de l'allaitement qui doit être proscrit.

Les modalités de la transmission sont mal connues. Le passage du virus à travers le placenta semble exceptionnel. Une contamination par voie ascendante, à partir du vagin et au travers du col utérin, a été évoquée, notamment pour expliquer le fait qu'en cas de grossesse gémellaire, le premier-né a trois fois plus de risque d'être contaminé que le second.

Sans pouvoir exclure une contamination par voie digestive (du VIH peut être mis en évidence dans le liquide gastrique des nouveau-nés), il apparaît que c'est le contact massif, **au moment de l'accouchement**, de l'enfant avec les sécrétions vaginales et le sang de la mère qui joue un rôle déterminant.

Facteurs influençant les risques de transmission

Facteurs dépendants de la mère : tabagisme, usage de drogue illicite, âge supérieur à 35 ans.

Caractéristiques de la maladie VIH :

– niveau de la **charge virale,** même si il n'existe pas de seuil en-dessous duquel on ne retrouve pas de risque ;

– intensité de l'immunodépression : plus le taux des CD4 est bas, plus le risque de transmission est élevé. Il est souhaitable, en cas de CD4 < 200/mm^3, de temporiser afin d'obtenir une amélioration des résultats avant de débuter la grossesse ;

– type de virus : les risques de TME du VIH-2 sont plus faibles, estimés à 1 % en-dehors de toute thérapeutique.

Problèmes obstétricaux :

– infection intercurrente responsable de fièvre pendant le travail,

– infections cervico-vaginales,

– délais supérieurs à 4 heures après la rupture des membranes,

– manœuvres obstétricales traumatiques (amniocentèse, amnioscopie, forceps),

– prématurité.

7.3 Prise en charge de la grossesse

7.3.1 EFFETS DES ANTIRÉTROVIRAUX SUR LA TME

Retrovir® en monothérapie

En 1994, un grand essai international a démontré qu'un traitement de Retrovir®, prescrit à la mère à partir de la quatorzième semaine de grossesse, associé à une perfusion de Retrovir® pendant la durée du travail et au traitement du bébé pendant six semaines, diminuait par trois le risque de TME.

Bithérapies d'antirétroviraux

L'essai 075 de l'ANRS (Agence nationale de Recherche pour le Sida), a comparé deux groupes de femmes enceintes, le premier sous Retrovir® en monothérapie, le second recevant le même traitement associé à un autre analogue nucléosidique, l'Epivir®. Le taux de transmission dans le premier groupe était de 6,2 %, contre 2,6 % pour le groupe sous bithérapie.

Trithérapies

L'association de trois antirétroviraux (le plus souvent une antiprotéase et deux analogues nucléosidiques), quand elle permet d'obtenir une charge virale indétectable, réduit encore le risque de TME, le faisant passer à moins de 1 %.

7.3.2 RISQUES DES ANTIRÉTROVIRAUX PENDANT LA GROSSESSE

Outre les risques habituels de ces médicaments, il faut signaler :

– **pour la mère** :

• une fréquence plus grande d'acidose lactique, surtout avec le Zerit® et le Videx®,

• l'aggravation du risque de diabète gestationnel par les antiprotéases ;

– **pour l'enfant** :

• un risque de fœtopathie avec le Sustiva®,

• un risque de toxicité mitochondriale secondaire à la prescription d'analogues nucléosidiques, avec survenue d'atteintes neurologiques parfois graves. Il ne justifie pas de renoncer à ces médicaments, mais il doit être signalé aux parents quand se discute le projet de grossesse.

7.3.3 INTÉRÊT DE LA CÉSARIENNE

Les premiers travaux comparant le risque de TME après césarienne ou après accouchement par voie basse, chez des femmes sous Retrovir®, n'étaient pas concluants (11 % de contamination contre 7 %), mais il s'agissait de césariennes pratiquées en urgence pour des problèmes obstétricaux, donc pour des accouchements difficiles à risque de transmission majoré.

En fait, lorsque la **césarienne est programmée à l'avance**, permettant d'éviter la fin normale de la grossesse, le travail et l'expulsion chez des femmes traitées, le pourcentage de TME est de l'ordre de 1 %. Il faut cependant souligner les risques inhérents à toute césarienne, risques qui sont majorés chez une femme séropositive.

7.3.4 RECOMMANDATIONS POUR LA PRISE EN CHARGE D'UNE GROSSESSE

Si la femme n'a pas d'indication à prendre un traitement, une surveillance accrue est préconisée, et la trithérapie doit être débutée entre les semaines 26 et 28.

Si la femme est sous un traitement efficace, on le poursuivra pendant toute la grossesse, mais on le modifiera s'il comporte une molécule dont la toxicité est connue.

Si l'efficacité du traitement est insuffisante, on tentera de le réadapter au mieux.

La césarienne n'est pas systématique. En-dehors des indications obstétricales, elle doit être programmée quand la charge virale VIH, en fin de grossesse, reste détectable malgré le traitement.

7.4 Procréation médicalement assistée (PMA)

L'aide médicale à la procréation a pour but de remédier à l'infertilité des couples ou d'éviter la transmission de maladies graves. Pendant de nombreuses années, l'accès à la PMA était refusé aux sujets porteurs du VIH. L'amélioration du pronostic de la maladie, la diminution des risques de transmission mère-enfant, les risques de transmission dans le couple ont fait évoluer les réflexions éthiques et, le 10 mai 2001, un arrêté ministériel a autorisé la PMA aux séropositifs.

Les conditions pour pouvoir en bénéficier sont la stabilité du couple depuis au moins deux ans et l'évaluation du projet d'enfant au cours d'entretiens avec les psychologues.

7.4.1 COUPLES DONT LA FEMME EST SÉROPOSITIVE

Le problème est assez simple : il s'agit d'inséminer la future mère sans faire courir à l'homme un risque de contamination. Les méthodes consistant à accepter un rapport sexuel non protégé, au moment présumé de l'ovulation, doivent être proscrites car, même avec une charge virale indétectable, la transmission du virus est possible. Par ailleurs, s'autoriser, même à titre exceptionnel, à ne pas utiliser de préservatif risque de faire remettre en cause cette règle de protection, qui doit rester absolue.

Une insémination médicalisée est possible. C'est le plus souvent une insémination « artisanale » qui est proposée, l'homme inséminant lui-même sa compagne, après avoir éjaculé directement dans la seringue ou avoir aspiré le contenu du préservatif. Cette méthode simple et sûre a l'avantage de préserver l'intimité du couple dans la conception de l'enfant. Par la suite, la prise en charge de la grossesse est celle de toute femme enceinte séropositive.

7.4.2 COUPLES DONT L'HOMME EST SÉROPOSITIF

Le problème est de féconder la femme sans la contaminer. Dans le sperme, les VIH sont présents à l'état libre, ou à l'intérieur des nombreuses cellules mononucléées qui accompagnent les spermatozoïdes. Ils peuvent s'accoler à ceux-ci mais ne les pénètrent pas. Ceci est à la base des techniques connues sous le nom inapproprié de « lavage de sperme ». Il s'agit de recueillir l'éjaculat, puis de le centrifuger pour séparer les cellules mononucléées des spermatozoïdes.

Les spermatozoïdes sont alors soit directement inséminés par voie vaginale, soit utilisés pour effectuer une fécondation en laboratoire avec l'ovule qui, une fois fécondé, sera réimplanté (fécondation *in vitro*). Cette dernière méthode est théoriquement la plus fiable par rapport au risque de contamination, mais elle est médicalement beaucoup plus lourde pour la mère, puisqu'elle nécessite une première intervention pour prélever l'ovule, et une seconde pour le réimplanter. Pour minimiser les risques, il est nécessaire que l'homme ait une charge virale VIH indétectable.

Ces techniques sont maintenant bien au point, et peuvent être effectuées dans des centres agréés à Paris (hôpital Cochin, Pitié-Salpêtrière, Bichat) et en province (Toulouse, Strasbourg, Marseille, Lyon, Nancy et Rennes). D'autres centres devraient s'ouvrir.

Le succès de la fécondation n'est pas assuré, mais la sécurité semble excellente puisqu'à ce jour, aucun cas de contamination maternelle n'a été signalé, tant en France que dans les autres centres européens.

7.5 Maladie VIH chez l'enfant

7.5.1 DIAGNOSTIC

À la naissance, un enfant né d'une mère séropositive possède dans son sang des anticorps maternels qui vont rester détectables pendant 12 à 18 mois. La sérologie VIH est donc toujours positive, sans pouvoir présumer d'une éventuelle contamination.

Le diagnostic de l'infection ne peut se faire, chez un nouveau-né, que par la recherche directe du virus par PCR. Une recherche positive à la naissance est en faveur d'une rare contamination *in utero*.

Les recherches de virus sont répétées à 1 mois, 3 mois et 6 mois. Un résultat positif doit être confirmé par un deuxième prélèvement. Un résultat négatif à 3 mois est bien sûr rassurant, mais ne permet pas d'éliminer formellement la contamination, surtout si l'enfant a bénéficié d'un traitement préventif qui peut retarder la multiplication du virus. Passés les premiers mois, le diagnostic suit les mêmes modalités que pour l'adulte.

7.5.2 ÉVOLUTION

En l'absence de traitement, 20 % des enfants infectés meurent pendant la première année, le plus souvent dans un tableau rapidement progressif d'encéphalite. Les autres ont une évolution comparable à celle de l'adulte.

Sous traitement, les résultats sont le plus souvent satisfaisants. Si les capacités de restauration du système immunitaire sont meilleures que chez l'adulte, les difficultés liées aux traitements sont les mêmes (toxicité, intolérances, difficultés d'observance), souvent majorées par des conditions socio-familiales défavorables.

7.5.3 CONNAISSANCE DU DIAGNOSTIC

Comme pour toute maladie chronique, il serait souhaitable de nommer assez tôt la maladie dont souffre l'enfant, et qui justifie la surveillance médicale et les prises de médicaments. Cependant, la nécessaire confidentialité conduit à repousser cette information, d'autant qu'elle soulève les questions de la contamination de la mère, voire des deux parents, et des perspectives angoissantes de leur évolution.

L'information sur la maladie reste le plus souvent partielle jusqu'à l'âge de la préadolescence où il est indispensable que les choses soient dites, quelles qu'en soient les difficultés. La décision doit être prise au cas par cas, après mûre réflexion des parents et de l'ensemble de l'équipe soignante.

L'absence de risque de transmission dans la vie conviviale n'oblige pas à mettre au courant le personnel enseignant, ce qui reste souhaitable, mais ne doit être envisagé qu'avec la plus grande prudence.

7.5.4 ADOLESCENCE

L'adolescence est une période particulière où les remises en cause normales du monde adulte vont être exacerbées par la révolte contre l'injustice de la situation et le ressenti contre les parents qui en sont la cause. C'est une période difficile qui peut amener à des arrêts parfois prolongés des prises médicamenteuses.

Les risques de transmission de la maladie compliquent l'apprentissage de la sexualité de l'adolescent qui se sent différent des autres, et parfois porteur d'une malédiction qui va peser sur toute perspective de vie amoureuse. Ces crises peuvent aboutir à des drames, mais peuvent être surmontées, l'expérience de la maladie favorisant une plus grande maturité.

8 Vivre avec le VIH

Dans les pays industrialisés, on meurt encore des conséquences de l'infection par le VIH, mais la majorité des sujets contaminés et correctement traités ont une espérance de vie de plusieurs dizaines d'années. On peut donc vivre et même vieillir avec le VIH.

Ce bouleversement du pronostic a pu faire croire à ceux qui ne sont pas réellement confrontés à cette maladie que les problèmes étaient réglés, contribuant ainsi à un recul de la prévention. Vivre avec le VIH, c'est vivre avec une maladie chronique dont les conséquences alourdissent les difficultés de toute l'existence. **C'est vivre avec un handicap**.

8.1 Problèmes médicaux

8.1.1 ASSERVISSEMENT AU SUIVI MÉDICAL

Comme pour toute affection chronique, le malade doit être suivi régulièrement. Après la découverte du diagnostic, les premières consultations sont vécues positivement, permettant d'affronter l'angoisse suscitée par la maladie et de répondre aux nombreuses questions qu'elle soulève. Par la suite, la répétition de ces consultations, tous les trois ou quatre mois si tout va bien, plus rapprochées en cas de difficultés, peut devenir très pesante.

Psychologiquement, ce suivi est ambigu, apportant à la fois réconfort et aliénation. La consultation permet de partager les angoisses et les difficultés, mais elle souligne aussi la dépendance du patient par rapport aux médecins. Ceux-ci interfèrent dans tous les aspects de sa vie, y compris les plus intimes (vie affective, relations sexuelles, désir d'enfants...). L'aptitude au travail, l'alimentation, l'activité physique, les voyages éventuels doivent être discutés. La qualité de la relation avec l'ensemble de l'équipe soignante est essentielle, mais ne parvient pas toujours à rendre acceptable cette situation.

À côté de ces problèmes, la répétition des rendez-vous pour les prises de sang et les consultations peut retentir sur la vie professionnelle du fait de l'absentéisme qu'elle suscite, ou remettre en cause la confidentialité, du fait de la fréquentation régulière des locaux hospitaliers spécialisés.

8.1.2 NÉCESSITÉ DES PRISES MÉDICAMENTEUSES

De gros progrès ont été fait dans la simplification des traitements, mais les intolérances sont encore fréquentes :

– **les troubles digestifs** (nausées, flatulences, diarrhées persistantes) ne sont pas toujours contrôlés par les traitements symptomatiques et peuvent retentir sur la vie quotidienne ;

– **les troubles métaboliques** nécessitent des adaptations du régime alimentaire et de l'activité physique, qui ne sont pas faciles à respecter ;

– **les lipodystrophies** risquent d'amener certains patients à renoncer à tout traitement, « préférant mourir que de vivre avec cette gueule-là ».

Dans ces conditions, la nécessaire régularité des prises médicamenteuses, « indéfiniment » renouvelées, peut paraître une contrainte insupportable, même si elle est indispensable pour préserver l'espérance de vie.

8.2 Vécu psychoaffectif

8.2.1 ANGOISSE DE L'AVENIR

Un petit nombre de patients contaminés sont en échec thérapeutique. Leur survie dépend de la mise au point de nouveaux traitements dont l'efficacité reste aléatoire.

À côté de ces malades qui continuent de vivre le drame d'une affection mortelle, la plupart des sujets contaminés par le VIH peuvent espérer vivre de nombreuses années, même si les conséquences de la toxicité à long terme des traitements sont encore mal connues. Il faut beaucoup de temps pour faire confiance à ce message d'espoir, remis en cause chaque fois que survient un problème de santé. La crainte d'un échec thérapeutique se réactive quand doivent être prises des décisions engageant le long terme (faire un enfant, monter une entreprise, acheter une maison...). Certains patients vivent dans une angoisse permanente, renonçant à tout projet de vie.

8.2.2 DÉVALORISATION DE SOI

L'inconscient collectif a intégré le sida comme une maladie infamante, porteuse de honte et de dégradation. Chaque individu a en lui cette image à laquelle il est brutalement confronté lors de la découverte de sa séropositivité. Certains se sentent « pourris de l'intérieur », croyance encore renforcée par les diarrhées qui peuvent être vécues comme l'expression de cette déchéance.

Ces sentiments négatifs sont souvent refoulés, minant le patient qui ne réussit pas à les exprimer. Ils peuvent être encore renforcés par les réactions de l'entourage, réactions réelles ou parfois seulement fantasmées. Ils justifient la proposition systématique d'une aide psychologique, pour évacuer ces fantasmes et replacer la maladie dans sa réalité.

8.2.3 CULPABILITÉ

Dans les traditions les plus anciennes, la maladie est une punition envoyée par les dieux aux humains qui ont fait le mal. Le sida n'échappe pas à cette malédiction.

En-dehors des victimes de contamination par transfusion, la culpabilité des séropositifs est d'autant plus grande que le VIH se transmet au cours d'activités dont le malade est tout ou partie responsable. L'image de la faute est d'autant plus forte qu'il s'agit d'actes effectués pour le plaisir, et souvent dans des situations de transgression (trahison d'une relation de couple, homosexualité mal assumée, usage de drogues illicites...).

Même dans les situations de relations sexuelles imposées (viols, mariages forcés, sexualité dominée par le partenaire masculin), on retrouve ce sentiment de culpabilité associé à la honte de soi. Il est important de faire la part entre ces pulsions négatives et la prise de conscience de la responsabilité de chacun sur ses comportements.

Le sentiment de culpabilité est d'autant plus intense que le sujet est la source d'une autre contamination (partenaire sexuel ou transmission mère-enfant).

8.2.4 NÉCESSAIRE CONFIDENTIALITÉ

Le patient séropositif doit cacher sa maladie. L'image de la maladie VIH dans l'inconscient collectif a déjà été soulignée. Son caractère transmissible y ajoute la peur, en en faisant l'héritière des grandes maladies contagieuses de jadis, la peste ou le choléra.

Le patient contaminé par le VIH fait peur. **Peur injustifiée** puisque le VIH ne se transmet pas dans la vie conviviale, mais peur profondément ancrée, souvent refoulée, et qu'il est indispensable d'exprimer et de surmonter pour garder ou restaurer une relation saine. Si cette démarche peut et doit être faite dans l'entourage informé du sujet contaminé, elle est loin d'être effective dans la population générale. Si certains choisissent de dire publiquement leur maladie, le **silence est la règle pour la majorité des contaminés**. C'est une question de **survie sociale**. Ce secret est lourd à porter et doit, si possible, être partagé avec quelques proches estimés capables de le préserver.

Cette confidentialité pose de nombreux problèmes pratiques : fréquentation répétée de l'hôpital, boîtes de médicaments volumineuses dont certaines doivent être conservées au réfrigérateur, discrétion nécessaire pour la prise des traitements, notamment en voyage.

8.2.5 DIFFICULTÉS DANS LA VIE RELATIONNELLE

En-dehors des conséquences sur la vie sexuelle, la contamination par le VIH a des retentissements sur l'ensemble de la vie relationnelle. Le séropositif est confronté au dilemme de dire ou de ne pas dire sa maladie.

La taire, c'est mettre une distance, ce qui est sans conséquence pour des contacts superficiels, mais peut fausser des relations plus intimes (parents, fratrie, amis). C'est être obligé de se cacher et de mentir.

En parler, s'est s'exposer aux risques de la divulgation du secret et/ou d'altération de la relation (reproches sur les comportements, peur de la maladie). Ces risques sont souvent exagérés dans l'esprit du patient, mais sont bien réels. Lorsqu'il décide, après un délai parfois prolongé, d'informer un proche (le terme « avouer » sa séropositivité illustre bien le poids de la culpabilité), l'annonce de la maladie peut dévoiler des comportements jusque là cachés. De plus en plus de personnes informées sont capables d'entendre et d'accepter cette situation, mais reste le risque que la maladie soit alors mise au premier plan de la relation (surprotection, compassion excessive), ce qui peut devenir insupportable.

Après des moments difficiles, nombre de malades réussissent à rééquilibrer leur vie relationnelle en partageant avec certains, en gardant le secret par rapport à d'autres. Tous n'y parviennent pas, s'enfermant dans une solitude qui aggrave encore le poids de la maladie.

8.3 Problèmes sociaux

8.3.1 DIFFICULTÉS PROFESSIONNELLES

Aux stades avancés de l'évolution, le malade est centré sur son état de santé, partageant son temps entre domicile et hôpital, et l'arrêt de travail prolongé est la règle. Une fois passé ce cap, et pour tous ceux qui ont été pris en charge précocement, une activité professionnelle normale devrait être possible. En fait, ce n'est vrai que dans la moitié des cas. Dans un contexte général de chômage, les difficultés pour trouver ou garder un emploi sont majorées par l'absentéisme répété : infections intercurrentes, intolérance aux traitements, périodes de dépression, consultations spécialisées.

Parfois, c'est la connaissance de la séropositivité par l'employeur ou par les autres salariés qui fait obstacle et, si le droit du travail interdit en France ce type de discrimination, c'est sous un autre prétexte que le licenciement va être prononcé, ou c'est pour ne pas avoir à affronter la situation que le patient se réfugie dans l'arrêt de travail prolongé ou la démission.

La fatigabilité joue un rôle important dans ces difficultés. Elle est fréquente, y compris chez ceux qui ont de bons résultats viro-immunologiques. Elle peut être difficile à différencier de réelles dépressions. Elle n'est pas toujours comprise par l'entourage. Elle justifie parfois un reclassement professionnel.

8.3.2 DIFFICULTÉS POUR SOUSCRIRE UNE ASSURANCE

Les demandes de prêts financiers nécessitent la souscription d'une assurance, ce qui comporte un questionnaire sur l'état de santé. Si la séropositivité est mentionnée, les primes à payer sont souvent très élevées, rendant inaccessible l'obtention du prêt.

Beaucoup de patients choisissent de faire une fausse déclaration, mais ils s'exposent alors, en cas d'arrêt de travail prolongé ou de décès, à ce que le contrat soit dénoncé. Si eux ou leurs ayants droit ne peuvent faire face financièrement, les biens immobiliers risquent d'être saisis. De difficiles négociations ont eu lieu pour essayer d'améliorer cette situation, d'autant plus fréquente que l'espérance de vie augmente.

Trop souvent, un sujet atteint par le VIH doit, même s'il va bien, renoncer à toute acquisition financièrement importante ou prendre le risque, pour lui ou ses héritiers, de tout perdre en cas d'évolution défavorable.

La maladie VIH est un handicap dont les conséquences envahissent tous les aspects de la vie. Le sujet contaminé doit y faire face avec sa personnalité, ses qualités et ses faiblesses, son histoire, son entourage. C'est un défi qui peut être relevé. ***Certains trouvent les ressources pour surmonter cette épreuve et construire une vie qui intègre le VIH****. D'autres n'y arrivent pas.*

8.4 Sexualité

8.4.1 PRÉSERVATIF OBLIGATOIRE

La contamination par le VIH entraîne le risque, au cours des rapports sexuels, de transmettre le virus, et donc potentiellement la mort.

L'usage du préservatif est indispensable. S'il est encore trop souvent négligé dans la population générale, il est d'autant plus mal vécu par le séropositif que **définitivement obligatoire**. Même accepté, il ne résout pas tous les problèmes : risque de rupture exposant le partenaire à la contamination, risque faible mais réel au cours des contacts bucco-génitaux, réduisant la spontanéité de la relation. Cette insécurité permanente retentit sur les comportements, le sujet contaminé étant contraint soit de s'adapter, soit de renoncer à toute vie sexuelle, s'enfermant alors dans la solitude affective et la frustration.

8.4.2 ATTITUDE DEVANT UNE RELATION NOUVELLE

Dans une relation sexuelle peu investie, annoncer la séropositivité n'est pas indispensable, à la condition d'utiliser systématiquement des préservatifs. En cas de rupture de ceux-ci, informer le partenaire du risque encouru et de la nécessité de se faire faire des tests est difficile, source de conflits parfois violents et exposant à une remise en cause de la confidentialité.

Quand on interroge les patients sur leurs relations sexuelles, la plupart souhaitent que leur partenaire propose d'utiliser un préservatif, mais certains refusent de le proposer eux-mêmes, par crainte de questions sur leur éventuelle contamination. Dans ces cas, si le partenaire n'aborde pas le sujet, la relation a lieu sans protection. Cette attitude peut choquer, et elle expose à des conséquences dramatiques. Elle renvoie à une vérité essentielle : chacun est responsable de sa propre protection.

Beaucoup plus rarement, certains séropositifs, ne supportant pas la situation, traversent des périodes de révolte contre la société et multiplient les relations non protégées, pour entraîner l'autre vers la maladie et jouer avec la mort.

Lorsque la relation est fortement investie et/ou s'inscrit dans un projet de couple, l'enjeu de révéler la séropositivité est différent, dominé par la peur d'être rejeté et de voire ruiner les perspectives communes. Cacher la vérité est impossible, car faussant la relation et posant le problème de justifier l'utilisation prolongée des préservatifs. Cependant, certains se taisent et se réfugient dans le déni, vivant « comme si » ils n'étaient pas contaminés, et « oubliant » pendant quelques années leur diagnostic qu'ils semblent découvrir lorsque l'immunodépression et la maladie se manifestent. Cette mise en danger du partenaire, et de l'avenir même du malade, n'est pas exceptionnelle. Totalement irrationnelle, elle exprime une profonde détresse.

Quelles qu'en soient les explications psychologiques, **tout comportement aboutissant à la contamination du partenaire est inadmissible.** De plus en plus de procès pour « empoisonnement volontaire » sont venus ces dernières années les sanctionner. Face à la complexité de ces problèmes, il est important d'aborder ces sujets lors des consultations, pour aider le malade à assumer sa situation et les nécessaires précautions qu'elle impose.

8.4.3 VIE DE COUPLE

La découverte de la séropositivité du partenaire remet en question l'avenir du couple. Colère, peur, compassion s'entremêlent, ce d'autant que cette crise peut être révélatrice de l'infidélité de l'autre, ou de son homosexualité. Certains se séparent. D'autres vont poursuivre leur vie commune.

L'usage définitif du préservatif est nécessaire, même lorsque les deux partenaires sont séropositifs, pour éviter l'échange de virus plus ou moins résistants, et donc la mise en échec des traitements.

Dans la durée, surviennent des ruptures de préservatifs ou des « oublis », qui vont, soit réactiver l'angoisse de la contamination, soit au contraire banaliser la situation et aboutir à l'abandon progressif du préservatif. Dans quelques cas, le partenaire séronégatif refuse de se protéger, par déni du risque ou par désir de partager le sort de l'autre.

La réussite d'une vie de couple passe par la confrontation à des difficultés voire des crises. La maladie VIH est un handicap qui va compliquer ces crises, **favorisant les ruptures, mais aussi entravant la liberté de partir** : « Je ne peux pas l'abandonner avec sa maladie », « Je ne peux pas le (la) quitter, qui voudrait de moi avec ce virus ? »

8.5 Maladie VIH et immigration

En France, une part importante des sujets contaminés par le VIH est d'origine étrangère (plus de 30 % des nouveaux cas). Il s'agit de populations très hétérogènes, allant du réfugié économique à celui qui fuit l'insécurité de son pays, de l'étudiant aux jeunes femmes échouées ici, après avoir été piégées dans un réseau de prostitution. La découverte de la séropositivité est un drame qui s'ajoute aux trajets souvent douloureux de leur existence.

Les problèmes de langue, la méconnaissance du système médical, l'incompréhension de la maladie, l'image du sida dans leur pays d'origine rendent la prise en charge plus difficile et augmentent le risque de mise en échec des traitements. Une adaptation de la démarche de soins est nécessaire, mais aussi des actions de prévention, certains étrangers se contaminant une fois arrivés en France.

La législation actuelle autorise l'obtention d'un permis de séjour en cas d'impossibilité de pouvoir bénéficier de traitements efficaces dans le pays d'origine. L'accès aux traitements est entrain de changer, mais le fait que des Africains ou des Asiatiques soient maintenant traités dans leur pays, ne doit pas masquer la réalité et servir de prétexte au renvoi vers la mort des personnes diagnostiquées en France.

9 Impact du VIH sur la société

La maladie VIH est un drame qui brise des vies et des familles. Elle est responsable d'une baisse significative de l'espérance de vie dans les pays les plus touchés, désorganisant la vie sociale en décimant les adultes jeunes et en multipliant le nombre d'orphelins. C'est aussi un puissant révélateur des problèmes de nos sociétés, et le choc qu'elle a entraîné en a modifié certains aspects.

9.1 Risque infectieux

Depuis l'apparition des antibiotiques, au milieu du vingtième siècle, les maladies infectieuses, déjà en recul grâce aux vaccins et aux progrès de l'hygiène, semblaient vaincues. Si le paludisme, la tuberculose, la rougeole continuaient de tuer massivement dans les pays à développement limité, l'éradication de la variole, le recul de la poliomyélite renvoyaient les maladie contagieuses à l'histoire, et peu se souciaient d'une éventuelle pandémie grippale.

Le sida est venu brutalement rappeler le risque d'émergence de maladies contagieuses ou transmissibles, susceptibles de modifier les rapports humains. Cette irruption a d'abord aggravé les égoïsmes, mais secondairement souligné **la nécessaire solidarité** devant une menace infectieuse et l'obligation, pour être efficace, de mettre au point des réponses collectives. Bien des efforts restent à accomplir dans ce domaine, mais le sida contribue à faire bouger les choses.

9.2 Vécu de la sexualité

Dans les années 1960-1970, le contrôle des infections sexuelles par les antibiotiques, et surtout la maîtrise de la maternité par la contraception, ont permis une véritable révolution des comportements. La sexualité s'est centrée sur le plaisir et l'épanouissement de l'individu, phénomènes contribuant à la remise en cause des morales dominantes, libération pour les uns, confrontation parfois difficile pour les autres.

L'apparition du sida a fait ressurgir le spectre de **la sexualité « dangereuse »**, la maladie venant sanctionner le plaisir. Dans les années 1985-1990, cette situation a redonné une impulsion à des discours très moralistes. Depuis, certains ont centré leurs discours sur la priorité à l'hygiène, le choix du partenaire semblant secondaire par rapport à la nécessité de se protéger. Comme tous les drames collectifs, le sida participe à une évolution de la société, renvoyant chacun à sa responsabilité dans ses choix et ses comportements.

9.3 Droit à la différence

La prédominance, dans les pays riches, de l'homosexualité masculine comme facteur de risque de contamination, largement majoritaire au début de l'épidémie et toujours présente, a eu un double effet : développement de mouvements associatifs et modification du regard de l'ensemble de la société sur l'homosexualité.

Parfois ridiculisée, le plus souvent cachée, l'homosexualité a longtemps été exclue du « socialement correct ». Le choc du sida, le drame des morts successives, l'activité nécessaire des associations prônant la prévention ont mis au premier plan ceux qu'on voulait ignorer. L'urgence de la situation a donné l'énergie nécessaire pour affronter le grand public et imposer la reconnaissance du droit pour chacun de vivre différemment sa sexualité.

Comme toute évolution, ces changements ne font pas l'unanimité, et les débats ne sont pas clos (mariages homosexuels, homoparentalité...), mais l'homosexualité peut être dite au grand jour, et les attitudes discriminantes ou les injures sont sanctionnées par la loi.

9.4 Contraception « oubliée »

La gravité du sida a fait centrer les discours éducatifs sur sa prévention, mettant trop souvent de côté **la nécessité d'assurer une contraception efficace avant tout rapport sexuel**. Les progrès de la médecine ont permis que donner la vie reste un choix, sans interférer sur la spontanéité et la liberté de la vie sexuelle. Les méthodes contraceptives sont nombreuses et doivent être adaptées à chaque situation, après avis médical.

Plus de 40 ans après la mise à disposition de pilules contraceptives, le nombre de grossesses non désirées reste considérable, traduisant une carence évidente de l'éducation. Une grossesse non désirée précipite la femme dans une situation difficile, voire dramatique. Le recours à l'avortement médicalisé peut être la seule solution. Il doit être discuté dès que possible. C'est un acte médical bien codifié, mais qui, psychologiquement, entraîne toujours une blessure profonde. La promotion justifiée de l'utilisation de préservatif pour prévenir les IST ne doit pas occulter l'importance de ce problème.

9.5 Inacceptable inégalité Nord-Sud

L'explosion pandémique du sida s'est nourrie de la misère, de l'instabilité sociale et de la violence, venant encore aggraver les situations de sous-développement. La découverte des antiviraux a transformé le pronostic de la maladie dans les pays riches, mais le coût très élevé de ces médicaments les a rendus inaccessibles pour la grande majorité des malades vivant dans les pays sous-développés. L'injustice n'est pas nouvelle, périodiquement dénoncée à l'occasion de drames humanitaires, mais vécue par les pays riches, au mieux comme une fatalité, mais bien souvent avec indifférence.

Les conséquences dramatiques de l'association sida-tuberculose, les difficultés majeures pour développer localement une prise en charge réelle de ces maladies, le danger collectif que représente la déstabilisation de régions entières et la multiplication du nombre de sujets contaminés sont autant de raisons pour réveiller les consciences et organiser la solidarité. Depuis quelques années, des fonds importants ont été dégagés et les choses s'améliorent, mais la plupart des malades n'ont pas encore accès à des prises en charge correctes.

9.6 Situation des femmes

Les femmes sont, à travers le monde, particulièrement touchées par la maladie, car plus vulnérables à la contamination et plus difficiles à atteindre par la prévention, du fait d'un niveau inférieur d'instruction et d'une sexualité trop souvent subie.

La lutte contre le sida passe par la conquête de l'égalité des hommes et des femmes dans les relations sexuelles comme dans l'éducation. Sous l'impulsion d'associations féminines, toute une démarche de réflexion et de prise de conscience participe à la transformation des mentalités, enjeu majeur pour nos sociétés. La lutte contre le sida est une occasion pour favoriser cette évolution.

9.7 Relation médecin-malade

Les risques de transmissions, imposant de dire au patient son diagnostic, la médiatisation des connaissances sur la maladie, les effets secondaires des thérapeutiques ont contribué à modifier la relation entre le malade et l'équipe soignante (vérité sur le diagnostic, discussion sur les traitements). Cette évolution, déjà amorcée en cancérologie, dépasse largement le cadre du sida et fait du patient un partenaire de plus en plus actif dans la gestion de sa maladie.

Parallèlement, l'importance de la confidentialité a redonné au secret médical tout son sens, le patient étant seul à décider avec qui le partager, même si ce n'est pas toujours facile à respecter vis-à-vis des proches.

II

Hépatite B

Le virus de l'hépatite B (VHB) est très répandu dans le monde, et responsable d'infections hépatiques dont l'évolution est le plus souvent favorable. Dans 10 % des cas, cette infection devient chronique, exposant le malade à la constitution d'une **cirrhose hépatique** et/ou d'un **cancer du foie**.

Ses **modes de transmissions sont multiples**, notamment au cours des rapports sexuels. Il existe des traitements qui permettent d'améliorer le pronostic de ces **hépatites chroniques**, mais la meilleure réponse reste la prévention. L'hépatite B bénéficie d'un **vaccin efficace et bien toléré**, encore insuffisamment utilisé en France et qui devrait faire reculer la morbidité et la mortalité de cette infection. Les vaccins contre l'hépatite B sont, avec les vaccins contre les papillomavirus, les seuls vaccins disponibles contre des IST.

1 Structure du virus

La structure du VHB et sa réplication sont importantes à connaître pour comprendre la signification des différents marqueurs biologiques utilisés dans la prise en charge de la maladie.

Le virus complet est une particule sphérique, constituée d'une enveloppe externe entourant une capside, à l'intérieur de laquelle se trouve le génome. Lorsque le virus se réplique, l'enveloppe est produite en excès, et il existe dans le sang du sujet infecté un grand nombre de ces enveloppes vides, non infectieuses, à côté des virus complets.

1.1 Composants antigéniques

Le VHB comporte des structures antigéniques particulières (fig. 6) :

– **l'antigène HBs**, ou antigène de surface, appartient à l'**enveloppe** ;

– **l'antigène HBc** appartient à la **capside,** et n'est présent que dans les cellules hépatiques infectées ; il ne peut être décelé dans le sang ;

– **l'antigène HBe** appartient lui aussi à la **capside** et est sécrété sous forme soluble pendant les phases de réplication du virus sauvage (c'est-à-dire non muté). Il passe dans le sang, où il constitue un marqueur de cette réplication. De plus en plus de VHB présentent une mutation (mutation « pré-c ») et ne sont pas capables de synthétiser l'antigène HBe. Cette mutation, outre le profil biologique particulier qu'elle entraîne (absence d'antigène HBe, mais réplication active traduite par la quantification de l'ADN), a un impact sur l'évolution et la sensibilité aux traitements.

Ces différents antigènes entraînent, dans l'organisme, la synthèse d'anticorps, dont l'analyse est essentielle pour le suivi évolutif des hépatites B.

1.2 Génome du VHB

Le génome du VHB est constitué d'ADN comportant deux brins circulaires de tailles différentes. Il peut être décelé et quantifié dans le sang, constituant le meilleur indicateur de la multiplication virale.

Le virus comporte en outre une enzyme, l'ADN polymérase, qui joue, pendant la multiplication du virus, un rôle important de transcription de l'ARN synthétisé par la cellule en ADN génomique. Cette étape explique la survenue d'un certain nombre de mutations rendues possibles par des erreurs de traduction.

Après la pénétration du VHB dans la cellule hépatique (hépatocyte), la capside est détruite et l'ADN viral pénètre dans le noyau de la cellule. Il s'y modifie en se refermant sur lui-même, prenant une forme « super-enroulée », très stable, expliquant les portages prolongés du virus.

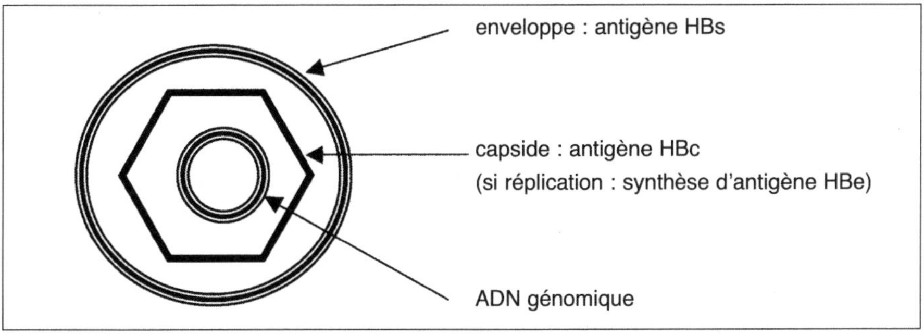

Figure 6 : Structure du VHB.

1.3 Virus Delta

Le virus Delta, ou virus D, est un virus à ARN, satellite du VHB, incapable d'être infectieux seul et utilisant l'enveloppe du VHB pour pénétrer dans la cellule hépatique. L'hépatite à virus Delta survient donc toujours en association avec une hépatite à VHB, soit à la suite d'une **co-infection**, et le risque d'hépatite fulminante est alors 10 fois plus élevé ; soit en **surinfection** chez un sujet déjà contaminé par le virus B, aggravant alors l'évolution de l'hépatite chronique. Les modes de transmission du virus Delta sont identiques à ceux du VHB. En France, on estime entre 2 et 5 % le nombre d'hépatites B co-infectées par le virus Delta.

2 Épidémiologie

2.1 Chiffres

2.1.1 DANS LE MONDE

On estime à 2 milliards le nombre de personnes infectées par le VHB, dont **350 millions d'hépatites chroniques** responsables, chaque année, de plus d'un million de décès. La prévalence de la maladie est très variable d'une région à l'autre, et se répartit en trois grandes zones :

– **zone de forte prévalence** : Chine, Asie du Sud-Est, Afrique noire :

• 70 à 90 % de la population ont été en contact avec le VHB (présence d'anticorps),

• 9 à 15 % présentent une hépatite chronique ; la contamination est maximale chez l'enfant ;

– **zone de prévalence moyenne** : bassin méditerranéen, Inde, Japon, Europe de l'Est, Amérique du Sud (Brésil, Venezuela, Colombie, Pérou) :

• 20 à 50 % de la population ont été en contact avec le VHB,

• 2 à 8 % présentent une hépatite chronique ;

– **zone de faible prévalence** : Europe de l'Ouest et du Nord, Amérique du Nord, Australie :

• 5 à 10 % ont été en contact avec le VHB,

• moins de 2 % présentent une hépatite chronique ; l'hépatite, rare chez l'enfant, est surtout contractée à l'âge adulte.

2.1.2 EN FRANCE

La France est une zone de faible prévalence : on estime à moins de 8 % la part de la population ayant été contaminée par le VHB, contamination ancienne se traduisant par la présence dans le sang d'anticorps anti-HBc. La plupart de ces infections sont guéries, mais **300 000 Français environ présentent une infection chronique**, définie par le portage prolongé de l'antigène HBs. Cette prévalence est hétérogène sur le territoire, plus élevée dans l'Est que dans l'Ouest.

Les hommes sont 5 fois plus souvent touchés que les femmes. **La mortalité** par le VHB reste lourde, estimée à 1 300 par an, deux tiers par cirrhose et un tiers par cancer du foie, soulignant, s'il était nécessaire, l'intérêt de la vaccination.

2.2 Modes de transmission

Ils sont multiples, liés le plus souvent au contact avec du sang, même en très faible quantité, mais aussi avec des sécrétions génitales. La transmission est **d'origine sexuelle dans 35 % des cas**. Elle reste inconnue dans 35 % des cas. On distingue les transmissions parentérales, par contact direct avec du sang ; les transmissions interhumaines lors de contacts rapprochés conviviaux ; les transmissions sexuelles et les transmissions de la mère à l'enfant.

2.2.1 TRANSMISSIONS PARENTÉRALES

Le risque de transmission par transfusion de sang a pratiquement disparu dans les pays développés grâce au dépistage systématique des donneurs et au traitement des produits dérivés du sang. Il persiste dans les pays sous-médicalisés, lors des transfusions ou de l'utilisation de matériel à usage multiple, insuffisamment stérilisé.

En France, reste le problème de la transmission par échange de matériel chez les toxicomanes, mais aussi en cas de non-utilisation de matériel à usage unique, lors des tatouages, piercings, acupuncture. La vaccination est fortement recommandée avant tout recours à ces différentes techniques. Le risque de transmission par piqûre accidentelle est 100 fois plus élevé que pour le VIH.

2.2.2 TRANSMISSIONS PAR CONTACTS CONVIVIAUX

Les contacts intrafamiliaux habituels, les relations de proximité étroite dans les institutions, augmentent le risque de contamination du VHB, sans que les modalités de transmission soient bien connues.

2.2.3 TRANSMISSIONS SEXUELLES

Chez les patients consultant pour une infection sexuellement transmissible, qu'il s'agisse de rapports hétéro ou homosexuels, la prévalence du VHB est nettement augmentée par rapport à la population générale. Il apparaît qu'au moins 35 % des patients présentant une infection à VHB ont été contaminés par voie sexuelle, mais ce chiffre est probablement sous-estimé. À quantité de virus égale, le risque est plus élevé chez les hommes homosexuels que chez les hétérosexuels.

2.2.4 TRANSMISSIONS DE LA MÈRE À L'ENFANT

La transmission du VHB est rare au cours de la grossesse, mais se fait au moment du travail et surtout lors de l'accouchement. Chez une femme présentant une réplication active du VHB, le risque de contaminer l'enfant est, en l'absence d'un traitement adapté, de 90 %.

La contamination après la naissance est possible au cours de l'allaitement et des contacts répétés avec la mère ou l'entourage éventuellement porteur du virus. Ces modes de transmission sont très fréquents dans les pays à forte incidence du VHB.

3 Physiopathologie

3.1 Atteinte hépatique

Le VHB est peu pathogène pour la cellule, c'est-à-dire qu'il n'a pas sur elle d'action négative directe. **C'est le système immunitaire qui réagit contre les cellules hépatiques infectées**, pour les détruire. L'intensité de cette réaction est très variable, responsable du grand polymorphisme de la maladie. La réaction immunitaire peut être :

– **intense**, déterminant une destruction massive des cellules et entraînant une hépatite fulminante souvent mortelle. C'est une éventualité rare (0,1 % des cas) ;

– **forte et efficace**, responsable de lésions hépatiques inconstamment symptomatiques (hépatite aiguë), permettant l'élimination des cellules infectées et la disparition des virus circulants. C'est l'évolution la plus fréquente, aboutissant à **la guérison** (90 % des cas). Elle se traduit biologiquement par la disparition des marqueurs de réplication et l'apparition dans le sang d'anticorps anti-HBs protecteurs ;

– **faible et inadaptée**, ne permettant pas l'élimination du virus, mais susceptible d'entretenir une **inflammation hépatique chronique** d'intensité variable, avec ses risques évolutifs (cirrhose hépatique ou cancer du foie) ;

– **très faible voire nulle,** le virus se multipliant massivement sans entraîner de dommage hépatique. Cette immunotolérance se rencontre surtout chez des sujets asiatiques contaminés à la naissance.

3.2 Hépatite chronique

Elle est définie par la persistance, dans le sang, de l'antigène HBs pendant plus de 6 mois. Chez l'adulte immunocompétent, elle ne survient que dans moins de 10 % des cas, mais elle est beaucoup plus fréquente au cours des infections contractées à la naissance ou la petite enfance, ou chez le sujet immunodéprimé.

On distingue les portages asymptomatiques (30 % des cas) et les hépatites chroniques vraies, actives ou persistantes, suivant leur degré d'évolution.

3.2.1 PORTAGES CHRONIQUES

Ils surviennent d'emblée, ou après un épisode d'hépatite chronique. Ils associent à la présence de l'antigène HBs :

– l'absence de réplication active (ADN viral faible ou indétectable),

– l'absence d'activité biologique, définie par des transaminases strictement normales,

– l'absence d'anomalie histologique à la biopsie hépatique.

L'évolution de ces formes est en règle bénigne. Elles justifient cependant une **surveillance régulière** car, si elles peuvent évoluer vers la guérison (3 à 5 % par an), elles peuvent connaître des réactivations. Celles-ci exposent alors le malade aux mêmes complications que celles de l'hépatite chronique active.

3.2.2 HÉPATITE CHRONIQUE ACTIVE

Elle représente deux tiers des portages chroniques et se définit par les marqueurs biologiques sanguins, mais aussi par l'aspect du tissu hépatique dont l'étude histologique nécessite une biopsie.

Son évolution est très variable, d'un malade à l'autre, mais aussi, pour un malade donné, d'une période à l'autre. Elle nécessite une surveillance régulière de l'inflammation et de la fibrose qu'elle suscite, et qui sont responsables des complications, cirrhose et cancer. Elle évolue classiquement en trois phases :

– **une première phase de forte réplication**, avec un taux élevé de ADN viral, la présence de l'antigène HBe et une élévation modérée, voire absente, des transaminases, traduisant une activité inflammatoire limitée. Les risques de transmission sont très élevés ;

– **une deuxième phase de forte activité immunitaire**, avec augmentation des transaminases et activation des lésions hépatiques (fibrose extensive, voire cirrhose). Pendant cette phase, qui évolue sur des années, volontiers en plusieurs poussées, la réplication virale diminue. Dans certains cas, elle peut même disparaître ainsi que l'antigène HBe, avec apparition de l'anticorps anti-HBe. Cette séroconversion annonce la troisième phase. Ailleurs, la survenue d'une mutation (pré-c) va supprimer la synthèse de l'antigène HBe. Le VHB continue de se répliquer, à des taux un peu moins élevés, mais ces hépatites chroniques mutées ont une évolution plus rapide vers l'aggravation des lésions et sont moins sensibles aux traitements ;

– **une troisième phase de faible activité**, avec disparition des marqueurs de réplication. Le pronostic hépatique dépend alors de la gravité des lésions préalablement constituées. L'évolution peut se faire vers des exacerbations avec reprise du processus fibrosant ou, dans les meilleurs cas, vers la disparition de l'antigène HBs, avec guérison tardive de l'hépatite.

En résumé : chez le sujet adulte, immunocompétent, l'hépatite aiguë initiale, le plus souvent asymptomatique, évolue dans 90 % des cas vers la guérison spontanée. Chez 10 % des patients, le VHB persiste dans le foie. Dans un tiers des cas, ce portage n'a pas de conséquences, mais le risque d'une réactivation justifie une surveillance régulière. Dans les autres cas, la réaction immunitaire entraîne une inflammation chronique, d'intensité très variable, évoluant sur des années et exposant le malade à une cirrhose et/ou un cancer hépatique.

4 Clinique

4.1 Hépatite aiguë

4.1.1 FORME CLASSIQUE

Elle survient après une incubation de 1 à 4 mois (en règle 2 mois). Elle est asymptomatique dans 80 % des cas, mais peut donner un tableau classique d'hépatite aiguë, évoluant en deux phases :

– **la phase pré-ictérique** est marquée par une fièvre modérée, accompagnée de troubles digestifs et éventuellement de myalgies et de céphalées. Si un bilan sanguin est réalisé, il permet de découvrir une augmentation importante des **transaminases** (10 à 100 fois la normale), qui conduit à pousser les investigations ;

– **la phase ictérique** est caractérisée par la coloration de la peau et des conjonctives, associée à des urines foncées. Elle est d'intensité variable, dure quelques semaines, parfois plusieurs mois, et s'accompagne d'une fatigue importante.

Biologiquement, les transaminases diminuent et se normalisent lentement tandis que le taux de la bilirubine totale reste élevé, responsable de l'ictère. Les autres fonctions hépatiques sont conservées dans cette forme non compliquée.

4.1.2 HÉPATITE FULMINANTE

Il s'agit d'une nécrose massive du parenchyme hépatique, se traduisant par un effondrement des fonctions cellulaires avec troubles de la conscience et syndrome hémorragique, évoluant vers la mort, en l'absence d'une greffe pratiquée en urgence.

4.2 Hépatite chronique

4.2.1 MANIFESTATIONS CLINIQUES

Elle reste **asymptomatique** pendant des années, les lésions du foie pouvant évoluer silencieusement, et la maladie ne se révéler qu'au stade des complications. Elle se manifeste parfois par une **fatigue persistante**, voire des sensations de pesanteur de l'hypochondre droit. Ailleurs, elle s'accompagne de **manifestations extrahépatiques** : douleurs articulaires, atteintes rénales (glomérulonéphrites aiguës) ou maladies inflammatoires généralisées du type périartérite noueuse.

4.2.2 COMPLICATIONS ÉVOLUTIVES : CIRRHOSE ET CANCER

Cirrhose

Elle se définit par l'association de tissu fibreux (remplaçant les cellules détruites) et de nodules de régénération, qui se développent pour compenser cette destruction. Elle aboutit d'une part à un blocage de la circulation sanguine qui traverse le foie en venant des intestins, d'autre part à une altération des fonctions hépatiques.

Le blocage de la circulation sanguine est responsable d'hypertension dans le réseau veineux préhépatique, favorisant la formation d'œdème intrapéritonéal (ascite), et de dilatation de certaines veines digestives. Ces varices, situées dans le bas œsophage, sont susceptibles de se rompre et d'entraîner **des hémorragies digestives** parfois massives.

L'insuffisance hépatocellulaire se traduit par la baisse de synthèse de nombreuses protéines, et tout particulièrement de l'albumine sanguine, des facteurs de coagulation et des protéines de l'inflammation (rendant le patient plus vulnérable aux infections).

Pendant plusieurs années, **la cirrhose peut rester compensée**, c'est-à-dire asymptomatique, ne se traduisant que par l'augmentation du volume du foie, recherchée lors de l'examen clinique et surtout mieux analysée par échographie. Brutalement, à l'occasion d'une infection intercurrente, d'une réactivation du VHB, d'une intoxication alcoolique ou d'un traumatisme, **la cirrhose se décompense**, aboutissant à la constitution :

– *d'œdème* (ascite et/ou œdème généralisé), avec parfois insuffisance rénale,

– *d'hémorragies,* secondaires à la baisse des facteurs de coagulation et des plaquettes,

– *de troubles de la conscience* (encéphalopathie hépatique) par épuration insuffisante de l'ammoniaque produit par le tube digestif,

– *d'un ictère* plus ou moins intense.

Ces poussées de décompensation peuvent aboutir à la mort, ou se stabiliser grâce à un traitement adapté. La fréquence des récidives (souvent de plus en plus sévères) est variable. Le sujet cirrhotique est particulièrement vulnérable aux divers agents infectieux.

Carcinome hépatocellulaire

C'est le plus fréquent des cancers primitifs du foie. Le VHB en est, dans les pays de forte prévalence, la première cause. En France, il est responsable de 30 % de ces cancers. Il est favorisé par l'alcoolisme ou les co-infections par le VHC ou le virus Delta.

Initialement asymptomatique, l'hépatocarcinome peut être évoqué sur une élévation progressive de l'alpha-fœtoprotéine (marqueur sanguin) ou sur une échographie, examens qui doivent être pratiqués régulièrement dans le suivi des malades exposés. Le diagnostic est confirmé par l'IRM et, en cas de doute, par une biopsie pratiquée sous contrôle du scanner.

C'est seulement à ce **stade précoce** qu'un traitement peut être efficace, reposant sur la **chirurgie, exérèse** en un premier temps et, si possible, **greffe hépatique**. D'autres thérapeutiques ont été proposés et sont à l'étude, mais elles ne permettent encore que de retarder l'évolution fatale. En l'absence de diagnostic précoce, l'hépatocarcinome se révèle par des douleurs de l'hypochondre droit associées à une altération rapide de l'état général, ou par un épisode de complication de la cirrhose (hémorragie digestive, insuffisance hépatique). Le décès survient alors en quelques semaines.

5 Diagnostic

Quatre paramètres permettent d'affirmer le diagnostic de l'hépatite B et d'en préciser l'état évolutif : le dosage des transaminases, la sérologie, la mesure de l'ADN viral circulant et l'histologie hépatique.

5.1 Transaminases

Il s'agit d'enzymes présentes normalement dans la cellule hépatique et qu'on peut déceler en petites quantités dans le sang. En cas de souffrance de l'hépatocyte, ces enzymes sont libérées, et leurs taux sériques augmentent proportionnellement à l'intensité des lésions ; une élévation des transaminases définit le diagnostic d'hépatite, que celle-ci soit d'origine virale, toxique ou auto-immune. Le dosage répété de ces enzymes est indispensable pour apprécier l'évolution de l'inflammation.

5.2 Sérologie

5.2.1 ANTICORPS ANTI-HBs

L'antigène HBs traduit la présence du virus. Produit en excès, il masque les anticorps anti-HBs. Sa persistance dans le sérum pendant plus de

6 mois définit le portage chronique. Lors de la guérison spontanée, l'antigène disparaît du sérum et les anticorps anti-HBs peuvent être décelés (séroconversion HBs). Les anticorps anti-HBs sont protecteurs. Ce sont eux dont on induit la synthèse lors de la vaccination. La présence d'anticorps anti-HBs signifie donc, soit une guérison spontanée, soit une immunité vaccinale.

5.2.2 ANTICORPS ANTI-HBc

L'antigène HBc ne peut être retrouvé que dans la cellule hépatique, et n'est pas recherché en routine. En cas d'infection, les anticorps anti-HBc apparaissent rapidement et vont persister des années, quelle que soit l'évolution de l'hépatite (guérison ou persistance). Au début de l'infection, il s'agit d'immunoglobulines de gros poids moléculaires (IgM), secondairement remplacées par des immunoglobulines G (IgG). La présence d'anticorps anti-HBc signifie donc que le patient a présenté une infection à virus B, quelle qu'en soit l'évolution. La présence d'IgM est en faveur d'une infection récente.

5.2.3 ANTICORPS ANTI-HBe

L'antigène HBe est sécrété par le virus sauvage quand il se multiplie. On connaît mal son rôle physiopathologique, mais il a été incriminé comme un facteur favorisant l'évolution chronique et le risque de transformation cancéreuse. Quand l'évolution est favorable, l'antigène HBe disparaît du sérum en même temps qu'apparaissent les anticorps anti-HBe. La séroconversion HBe est le premier stade vers la guérison.

Lors d'évolutions prolongées, des mutations (mutation pré-c) peuvent affecter les gènes responsables de la sécrétion de l'antigène HBe, qui disparaît alors du sérum, avec production d'anticorps, et ce, malgré la persistance d'une réplication active. Seule la positivité de la charge virale du VHB permet de différencier cette situation de la séroconversion du virus sauvage. Préciser l'existence de ce type de mutation a un impact sur les stratégies thérapeutiques. La présence d'anticorps anti-HBe est donc un signe d'évolution favorable, si le virus n'est pas décelable par PCR ; c'est la marque de la présence de virus mutants, si la PCR est positive.

5.3 ADN viral circulant

La quantification de l'ADN du VHB, par PCR, permet d'apprécier l'importance de la réplication virale, étayant le diagnostic et permettant de suivre l'évolution sous traitement (tabl. V).

Tableau V : Résultats virologiques au cours de l'hépatite B.
Ag, antigène. Ac, anticorps.

Situation	Ag HBs	Ac anti-HBs	Ac anti-HBc	Ag HBe	Ac anti-HBe	ADN VHB
Vacciné	–	+ (> 10 U)	–	–	–	Indétectable
Hépatite aiguë	+	–	+ (IgM)	+	–	+
Guérison	–	+	+	–	+	Indétectable
Hépatite chronique, virus sauvage	+	–	+	+	–	+
Hépatite chronique, mutation pré-c	+	–	+	–	+	+

5.4 Histologie hépatique

Les modifications de la structure du foie, au cours de l'hépatite chronique, associent des signes d'inflammation et surtout des lésions de fibrose, dont il est capital d'apprécier l'importance puisqu'elles sont responsables de l'évolution vers la cirrhose. La meilleure analyse de ces modifications est l'étude directe, au laboratoire, d'un fragment de foie, obtenu par biopsie.

5.4.1 PONCTION BIOPSIE HÉPATIQUE (PBH)

La PBH est un geste simple, mais qui n'est pas anodin et doit être effectué dans des conditions de sécurité, en hospitalisation brève, après avoir éliminé les contre-indications (troubles de la coagulation, anomalies localisées de la structure du foie). La biopsie transcutanée est effectuée à l'aide d'un trocart spécial qui permet de découper un fragment filiforme de 15 à 20 mm de long. Après repérage échographique, on pratique une anesthésie locale. Le trocart est ensuite introduit dans un espace intercostal, à la base droite du thorax. Le malade doit alors arrêter de respirer le temps du prélèvement, qui ne dure qu'une dizaine de secondes.

Même après une anesthésie bien faite, la pénétration dans le foie peut être douloureuse. Dans les suites immédiates du geste, apparaissent parfois des douleurs de l'épaule droite ou de la région hépatique, en règle générale bien calmées par les analgésiques. Après la ponction, une surveillance de quelques heures s'impose, et la sortie est autorisée le jour même ou le lendemain. Il est recommandé au patient d'éviter des efforts ou des mouvements violents pendant 48 heures.

Les complications de cet examen sont exceptionnelles (hémorragies intrahépatiques par piqûre vasculaire), mais peuvent justifier une intervention chirurgicale. En cas de troubles de la coagulation, la ponction transcutanée est interdite, mais on peut recourir à un prélèvement en introduisant un cathéter par voie jugulaire et en atteignant le foie à travers le système vasculaire. Le fragment obtenu est beaucoup plus petit, et les résultats de l'analyse moins performants.

5.4.2 EXAMENS NON INVASIFS

Les risques potentiels de la PBH et son caractère inquiétant pour le malade ont conduit à mettre au point des **examens non invasifs** pour apprécier la fibrose hépatique. Deux types de méthodes permettent une approche intéressante :

– **les méthodes biologiques** (fibrotest, fibromère...) : elles reposent sur l'analyse d'un échantillon de sang, avec dosage de plusieurs paramètres, permettant d'établir un score corrélé au degré de fibrose ;

– les méthodes mesurant **l'élasticité hépatique par ultrasons** (fibroscan) : le manipulateur fait une dizaine de mesures (indolores) par l'intermédiaire d'une sonde posée à divers endroits, au contact de la peau, avec une bonne corrélation entre l'élasticité et la fibrose.

Les résultats de ces méthodes ne sont pas toujours convergents, aussi est-il conseillé de les associer. Reproductibles sans risque, elles permettent d'améliorer le suivi. Elles ont considérablement diminué les indications de la PBH, qui reste la technique de référence. Quelles que soient les méthodes utilisées, les résultats sont rendus en score de fibrose, allant de F0 (absence de fibrose) à F1 (fibrose minime), F2 (fibrose modérée), F3, (précirrhose) ou F4 (cirrhose).

6 Traitement

Exceptées les formes fulminantes, qui mettent en jeu le pronostic vital immédiat et nécessitent l'hospitalisation en réanimation, les hépatites B aiguës ne justifient d'aucun traitement particulier, en-dehors du repos.

L'objectif du traitement de l'hépatite chronique devrait être la guérison, c'est-à-dire la disparition du portage de l'antigène HBs et l'apparition des anticorps anti-HBs. Cette évolution est rare au cours de l'hépatite chronique. À défaut d'une séroconversion HBs, le traitement vise à éviter l'évolution vers la fibrose et le cancer du foie, en bloquant la réplication du virus et en supprimant l'inflammation.

6.1 Médicaments

Deux types de traitements sont actuellement disponibles : les interférons alpha et les antiviraux (analogues nucléosidiques ou nucléotidiques).

6.1.1 INTERFÉRONS ALPHA

Utilisés par voie sous-cutanée, ils ont un effet antiviral direct, mais surtout ils renforcent la réponse immunitaire, aggravant transitoirement l'inflammation (augmentation des transaminases) et permettant, dans les meilleurs cas, une séroconversion HBe avec disparition de la réplication virale, voire une séroconversion HBs. Leur tolérance est médiocre.

Ils sont prescrits pendant 4 à 6 mois au cours des hépatites à antigène HBe positif, mais nécessitent des durées plus prolongées pour les hépatites réplicatives à antigène HBe négatif (12 à 24 mois). Ils agissent surtout sur les hépatites chroniques cytolytiques, à charge virale modérée. Ils peuvent être prescrits au stade de cirrhose compensée, mais sont contre-indiqués en cas de décompensation, du fait du risque de défaillance des fonctions hépatiques.

6.1.2 ANTIVIRAUX

Il s'agit de molécules qui inhibent la multiplication des virus en interférant avec les processus cellulaires. Il en existe deux familles : les analogues nucléosidiques et nucléotidiques. Certaines ont également une action contre le VIH. Leurs avantages sont :

– l'administration par voie orale (le plus souvent un seul comprimé par jour),

– la bonne tolérance habituelle,

– la possibilité, en inhibant au long cours la réplication du VHB, de favoriser la séroconversion HBe, avec arrêt persistant de la réplication une fois le traitement interrompu.

Leur principal inconvénient est le risque de sélection de virus résistants.

Diverses stratégies **d'association entre antiviraux** et interférons sont à l'étude, avec pour double objectif d'augmenter l'efficacité des traitements et de limiter la fréquence des résistances.

6.2 Résultats

6.2.1 INTERFÉRONS ALPHA PÉGYLÉS

Ils permettent une réponse prolongée chez 36 % des hépatites chroniques HBe positif, et 43 % pour les mutants (HBe négatif).

6.2.2 ANTIVIRAUX

Deux molécules sont utilisées depuis plusieurs années : la lamivudine (analogue nucléosidique) et l'adefovir (analogue nucléotidique).

La lamivudine (Zeffix®) permet, après 1 an de traitement, 20 % de réponses prolongées pour les hépatites HBe positif, et seulement 5 % pour les HBe négatif. Le pourcentage de réponse est proportionnel à la durée du traitement, mais après 3 ans, presque 50 % des malades traités sont porteurs de virus résistants.

L'adefovir (Hepsera®) obtient des résultats du même ordre la première année, mais le pourcentage d'émergence de résistance est beaucoup plus faible (5 à 6 % à 3 ans). L'adefovir est efficace sur les virus résistants à la lamivudine.

De nouvelles molécules ont obtenu, ou sont entrain d'obtenir, leur autorisation d'utilisation. Elles font preuve d'une meilleure efficacité tout en conservant une excellente tolérance.

L'entecavir (Baraclude®) est un analogue nucléosidique. Comparé à la lamivudine, 2 fois plus de patients ont une charge virale VHB indétectable après 1 an de traitement ; 80 % sont indétectables à 2 ans chez les hépatites HBe positif, 94 % chez les HBe négatif. La séroconversion HBe est de 39 % à 3 ans avec 5 % de séroconversion HBs.

Le tenofovir, analogue nucléotidique utilisé pour le VIH, a une activité anti-VHB supérieure à l'adefovir, avec un très faible taux d'émergence de résistance. Il devrait être autorisé dès 2008. D'autres molécules sont en cours de développement et vont enrichir l'arsenal thérapeutique disponible pour traiter l'hépatite B chronique.

6.2.3 INDICATIONS

La mise à disposition de nouvelles molécules, la notion de sensibilité variable des virus en fonction de leurs génotypes, l'attente des résultats des études d'associations médicamenteuses ouvrent de nouvelles perspectives et font que les recommandations sont en pleine évolution.

Le consensus actuel n'envisage de traiter que les patients cytolytiques (transaminases élevées) ayant un score de fibrose supérieur ou égal à F2, mais le traitement doit se discuter pour toutes les hépatites chroniques cytolytiques, surtout si la charge virale n'est pas très élevée. La question du traitement des hépatites non cytolytiques reste ouverte. Là aussi, les résultats des examens histologiques sont déterminants, et il paraît logique d'utiliser des antiviraux (probablement en association) chez les sujets dont les transaminases sont normales, mais qui ont une fibrose supérieure à F2. L'attitude vis-à-vis des hépatites non cytolytiques, à fibrose minime et à réplication élevée, reste un sujet d'étude. Traiter trop précocement, avec une chance limitée de succès, expose à la sélection de virus résistants.

Dans tous les cas où les profils biologiques et histologiques sont rassurants, il est essentiel d'assurer une **surveillance régulière et prolongée**, l'évolution pouvant se modifier, même très à distance.

Lors des cirrhoses avérées, les traitements sont la règle, associés à la surveillance particulière de cette situation. La greffe hépatique reste la solution de sauvetage.

7 Prévention

La grande contagiosité des sujets porteurs du virus de l'hépatite B fait que la transmission au cours des rapports sexuels est possible, même en cas d'utilisation régulière de préservatifs. **La seule prévention efficace contre l'hépatite B est la vaccination.** Quand une personne non vaccinée est exposée à un risque immédiat, cette vaccination doit être associée à l'injection de **gammaglobulines spécifiques**.

7.1 Vaccination

La vaccination anti-VHB repose sur l'injection intra musculaire d'antigène HBs, synthétisé par recombinaison génétique et capable, sans avoir aucun pouvoir infectant, d'induire la fabrication par l'organisme d'anticorps anti-HBs protecteurs.

Plusieurs types de vaccins sont disponibles (Genhovac B Pasteur®, Engerix B®, HBVaxPro®), présentés à différents dosages selon l'âge du sujet à vacciner. Pour les personnes exposées au risque de l'hépatite A, notamment les voyageurs, il existe un vaccin associant les deux types d'antigènes (Twinrix®).

7.1.1 MODALITÉS

Le schéma de vaccination habituel comporte 2 injections intramusculaires à 1 mois d'intervalle, suivies d'un rappel à 6 mois. C'est ce schéma qui doit être privilégié, permettant une immunisation optimale. En cas de risque nécessitant une immunisation rapide, les 3 injections peuvent être effectuées à 1 mois d'intervalle, voire au cours du premier mois (J1, J8 et J21), mais il est alors nécessaire de pratiquer un rappel à 12 mois.

Les rappels systématiques ne sont pas nécessaires, l'immunité conférée étant durable, surtout si la vaccination a été effectuée avant l'âge de 25 ans. Pour les sujets vaccinés après 25 ans et exposés à un risque particulier, il est recommandé de contrôler le taux d'anticorps anti-HBs et de discuter un rappel vaccinal si ce taux est inférieur à 10 unités internationales. Sont concernés :

– les professionnels susceptibles d'être en contact avec du sang ou des malades (soignants, pompiers, secouristes, policiers, gardiens de prison, éboueurs...). Pour les soignants susceptibles de pratiquer des gestes invasifs, les contrôles sont recommandés quand la première vaccination a été effectuée après l'âge de 13 ans ;

– les personnes ayant des partenaires sexuels multiples ou dont le (ou la) partenaire est porteur du VHB ;

– les sujets vivant de façon répétée ou prolongée dans un pays de forte endémie ;

– l'entourage d'un sujet porteur du VHB.

Un vaccin hexavalent, combinant la diphtérie, le tétanos, la coqueluche, la poliomyélite et *Haemophylus influenzae* au VHB (Infanrix Hexa®) a été mis au point afin de faciliter la **vaccination du nourrisson** (injections à 2, 3 et 4 mois, avec rappel entre le seizième et le dix-huitième mois).

7.1.2 TOLÉRANCE

La vaccination contre le VHB est efficace et bien tolérée. Des effets indésirables peuvent survenir, à type de douleurs et d'inflammation locales, accompagnées parfois de fièvre. Beaucoup plus rarement, on peut observer fatigue, douleurs articulaires et maux de tête.

La publication de cas de malades ayant présenté une sclérose en plaque après une vaccination contre le VHB a semé le doute dans les esprits et déclenché une véritable polémique sur les risques liés à cette vaccination. En fait, **aucune des études effectuées n'a permis de retrouver un lien de causalité entre cette vaccination et la survenue de maladies neurologiques**, mais il n'a pas été possible d'exclure un tel risque, du moins chez l'adulte.

Comme toutes les vaccinations, la vaccin contre le VHB, stimulant l'immunité, est susceptible d'aggraver ou de révéler des maladies auto-immunes, c'est-à-dire des maladies inflammatoires induites par le propre système immunitaire de l'individu. L'indication de la vaccination doit donc tenir compte des **antécédents personnels et familiaux** du sujet et, en cas de doute, être rediscutée en mettant en balance l'hypothétique risque vaccinal et le risque individuel de contracter une hépatite B. **Cette attitude de prudence ne doit pas faire discuter, pour la grande majorité de la population, l'intérêt d'un vaccin** qui permet d'éviter des maladies graves dont plus de 1 000 personnes meurent encore chaque année en France.

7.1.3 INDICATIONS

La vaccination contre l'hépatite B est obligatoire « pour toute personne qui, dans un établissement de prévention ou de soins, exerce une activité professionnelle l'exposant à des risques de contamination » (loi du 18 janvier 1991, article L.3111-4 du Code de santé publique).

Le Conseil supérieur d'Hygiène publique de France a recommandé en mars 2002, conformément aux recommandations de l'OMS, **la vaccination généralisée** de tous les enfants de moins de 13 ans, en privilégiant la vaccination des nourrissons, attitude confirmée par une réunion de consensus organisée par l'Agence nationale d'Accréditation et d'Évaluation en Santé (10-11 septembre 2003) et par une audition publique en novembre 2004. **Le vaccin contre le VHB et le vaccin contre le papillomavirus sont les seuls vaccins protégeant contre des IST potentiellement mortelles.**

7.2 Gammaglobulines

Dans certaines situation de risques, survenant chez un sujet non immunisé, l'injection intramusculaire de gammaglobulines spécifiques (c'est-à-dire d'anticorps anti-VHB extraits du sang d'un autre individu et secondairement purifiés) permet une protection immédiate, à condition qu'elle soit effectuée **le plus tôt possible**, et en tous cas dans les premières 48 heures après l'exposition. L'efficacité de cette sérothérapie ne dure que quelques semaines, mais permet d'attendre la production d'anticorps induite par le vaccin qui doit être pratiqué en même temps. Cette attitude est notamment préconisée à la naissance d'un enfant dont la mère est porteuse du VHB, ou lors des exposition à une contamination accidentelle.

III

Herpès génital

L'herpès génital est une des IST les plus fréquentes dans les pays industrialisés. Il est secondaire à une infection par un virus, *Herpes simplex virus hominis* (HSV). Il se manifeste par des lésions vésiculeuses ou ulcérées, souvent douloureuses. **Une fois contaminé, l'organisme est définitivement infecté** et la maladie se caractérise par des récidives dont la fréquence et l'intensité, très variables, peuvent retentir sur la qualité de la vie des sujets immunocompétents et être responsable de formes graves chez les immunodéprimés. Il peut être transmis à l'enfant au moment de l'accouchement.

1 Épidémiologie

Il existe deux types d'herpès simplex, le HSV-1, responsable de lésions labiales (« bouton de fièvre »), plus rarement de lésions génitales, et le HSV-2, responsable de 80 % des herpès génitaux. Il n'y a pas d'immunité croisée vraie entre ces deux virus, mais une infection préalable par l'un d'eux a un effet protecteur partiel vis-à-vis de l'autre.

La fréquence de l'herpès génital est élevée. En France, 17 % des adultes ont une sérologie positive à HSV-2. Les femmes sont plus touchées que les hommes. Ce pourcentage est beaucoup plus élevé dans des populations ciblées : antécédents d'IST (prévalence > 55 %), homosexualité masculine, prostitution.

2 Physiopathologie

Les virus entrent dans l'organisme par les muqueuses (ou par la peau si celle-ci est lésée) et vont infecter les cellules épithéliales. Celles-ci synthétisent de nombreuses particules virales avant d'être détruites. C'est la destruction des cellules infectées qui est responsable des lésions.

Parallèlement, des virus migrent le long des nerfs sensitifs et vont coloniser les ganglions nerveux correspondant à la zone initialement infectée. Dans ces ganglions situés dans la région sacrée, le virus va rester au repos. Pendant cette **phase de latence**, il est inaccessible aux médicaments, rendant impossible une éradication thérapeutique. Des réactivations sont possibles, soit sous forme asymptomatique, soit responsables d'une **récurrence clinique** dans la zone initiale.

3 Mode de transmission

L'homme est le seul réservoir du HSV. La transmission se fait par contact direct, cutanéo-muqueux. **Les lésions sont très contagieuses**, surtout au cours de la primo-infection, mais les sécrétions génitales peuvent contenir du virus en-dehors de tout symptôme. Cette **excrétion asymptomatique** est particulièrement fréquente dans les premiers mois de l'infection, mais aussi dans les jours précédant et suivant les récurrences cliniques. La transmission de l'homme à la femme est 5 fois plus élevée que de la femme à l'homme.

4 Manifestations cliniques

4.1 Primo-infection

L'incubation dure quelques jours, mais peut être plus longue (jusqu'à 20 jours). Les manifestations cliniques sont souvent intenses, avec apparition de petites **vésicules** regroupées en bouquet, sur une zone érythémateuse et parfois très douloureuse. En quelques jours, les vésicules se troublent puis s'ulcèrent, **avec formation d'une croûte**. Les lésions évoluent en 2 à 3 semaines avant une cicatrisation complète. Elles peuvent se compliquer de surinfections à germes banaux ou à candida.

Caractéristiques sur la peau (pénis, vulve, fesses, cuisses...), les vésicules peuvent passer inaperçues sur les muqueuses, remplacées par des ulcérations bien limitées. Ces signes locaux peuvent s'accompagner de douleurs intenses, de fièvre, d'adénopathies ou de troubles urinaires. Les localisations vaginales peuvent ne se manifester que par des pertes sales.

4.2 Récurrences

Les récurrences cliniques ne sont pas systématiques. Elles surviennent le plus souvent dans le territoire de la primo-infection. L'apparition des vésicules est précédée de douleurs, brûlures, démangeaisons, paresthésies (perception anormale des sensations), durant un à deux jours. Les manifestations sont moins intenses et régressent plus vite que celles de la primo-infection. Elles peuvent être très discrètes, se limitant à une zone érythémateuse, discrètement érosive, mais peuvent aussi être très douloureuses, avec des récidives fréquentes.

Le rythme des récurrences est variable. Il dépend :

- de la proximité de la primo-infection,
- d'une éventuelle poussée fébrile liée à une autre infection,
- de traumatismes locaux, des rapports sexuels, des périodes menstruelles,
- du stress, des émotions.

Des réactivations virales, sans manifestations cliniques, sont fréquentes, favorisant la transmission du virus.

5 Diagnostic

Il est avant tout **clinique**. Un **diagnostic virologique** n'est nécessaire que dans les formes atypiques ou chez la femme enceinte. Il repose sur la mise en évidence du virus à partir d'un prélèvement local, soit par une technique d'immunofluorescence (méthode très sensible et donnant rapidement le résultat), soit par culture cellulaire, donnant des résultats plus tardifs. Les sérologies n'ont pas d'intérêt individuel et sont surtout utilisées pour des enquêtes épidémiologiques.

6 Traitement

Deux antiviraux sont efficaces sur HSV : l'aciclovir (Zovirax®) et le valaciclovir (Zelitrex®). Le valaciclovir n'est en fait qu'une prodrogue, se transformant dans l'organisme en aciclovir, mais son absorption est bien meilleure, permettant de diminuer les prises. La molécule d'aciclovir, pour être active, doit fixer du phosphore. Cette phosphorylation a lieu uniquement dans la cellule infectée, grâce à une enzyme (thymidinekinase) appartenant au virus. Il n'y a donc de produit actif que dans la cellule infectée, expliquant la faible toxicité de ce médicament. L'aciclovir n'est actif que sur les virus en multiplication, c'est-à-dire pendant la primo-infection ou pendant les phases de récurrence. Sans action sur le virus en phase de latence il ne permet pas de l'éradiquer.

Le traitement de la primo-infection se justifie par l'intensité fréquente des symptômes. Il associe aux antiviraux, prescrits pendant 10 jours, des antalgiques et des soins locaux pour éviter une surinfection : bains de siège antiseptiques, applications d'Hexomédine® ou de Parkipan®.

Le traitement des récurrences ne se justifie qu'en cas de signes locaux gênants. Prescrit pendant 5 jours, il permet de réduire l'intensité et la durée des troubles. Il est d'autant plus efficace que commencé tôt, dès le début des signes que le malade sait bien reconnaître. En cas de récurrences régulières, il est donc souhaitable de posséder un traitement d'avance pour pouvoir en disposer sans délai.

Le traitement préventif des récidives peut se discuter, chez le sujet immunocompétent, en cas de poussées fréquentes (> 6 par an). Le valaciclovir est alors prescrit à demi-dose pendant 6 à 12 mois, permettant de supprimer les récidives ou d'en diminuer la fréquence. L'éradication du virus n'étant pas possible, les poussées peuvent revenir à l'arrêt du traitement.

IV

Infections à cytomégalovirus

Les infections à cytomégalovirus (CMV) sont très fréquentes, mais le plus souvent sans conséquences cliniques. Elles ne posent de problèmes qu'en cas d'immunodépression, où elles sont particulièrement graves, ou en cas de grossesse, avec le risque de transmission materno-fœtale

1 Épidémiologie

Virus strictement humain, le CMV est très répandu dans le monde. Dans les pays à faible niveau socio-économique, la contamination s'effectue surtout pendant la petite enfance, et presque 100 % des jeunes sont infectés avant l'âge adulte. En France, comme dans les autres pays industrialisés, 20 % des enfants sont infectés en bas âge, et la plupart des contaminations s'effectue à l'âge adulte, touchant 50 à 80 % des sujets.

Le CMV est un virus fragile, rapidement détruit dans le milieu extérieur. La contamination nécessite donc des contacts étroits : **transmission sexuelle**, transmission lors de soins de la petite enfance, transmission materno-fœtale, allaitement. Le CMV peut également être transmis au cours de transfusions sanguines ou de greffes d'organes.

2 Physiopathologie

2.1 Primo-infection

Une fois dans l'organisme, le CMV pénètre dans les cellules sanguines qui vont rapidement le faire diffuser dans l'ensemble des organes. Pendant cette phase, le virus se multiplie intensément et est excrété dans la salive, les urines et les sécrétions sexuelles.

2.2 Phases de latence et de réactivation

Le système immunitaire contrôle cette multiplication en quelques semaines, mais le CMV va rester quiescent dans les nombreux tissus qu'il a initialement envahis. De façon imprévisible, des réactivations vont survenir. Chez l'immunocompétent, ces réactivations sont asymptomatiques. Elles se traduisent par la reprise de l'excrétion virale (et du risque de transmission) dans les différents liquides biologiques, sans virémie (c'est-à-dire sans virus détectables dans le sang).

3 Clinique

Chez le sujet immunocompétent, la primo-infection est le plus souvent **asymptomatique**. Rarement, elle associe une fièvre élevée (prolongée parfois plusieurs semaines) et une fatigue intense. On note parfois des céphalées, des douleurs musculaires, des adénopathies. L'intensité et la durée de ces manifestations peuvent inquiéter, évoquant une maladie plus grave.

Les examens de sang retrouvent une mononucléose (augmentation des lymphocytes et des monocytes) et une augmentation modérée des transaminases. Seuls les examens virologiques permettent d'affirmer le diagnostic et de rassurer le patient et sa famille. En effet, les complications sont exceptionnelles (atteintes nerveuses ou cardiaques) et l'évolution spontanée, favorable.

Chez l'immunodéprimé (sujets greffés, sida), les réactivations sont responsables d'atteintes viscérales multiples particulièrement graves.

4 Diagnostic

En-dehors de la grossesse, les examens virologiques n'ont d'intérêt qu'en cas de doute sur une primo-infection ou, chez l'immunodéprimé, pour dépister une réactivation viscérale.

Les sérologies permettent d'éliminer une infection à CMV si elles restent négatives, ou d'affirmer une primo-infection si l'on assiste à une séroconversion (sérologie initialement négative qui devient positive après quelques semaines). Dans certains cas, elles plaident en faveur du caractère récent ou non de l'infection, par l'étude de l'avidité des anticorps (d'autant plus intense que l'infection est ancienne). **Les méthodes directes** sont surtout utiles chez l'immunodéprimé :

– *recherche du virus par culture* à partir de sang, d'urines, de LCR ou de biopsies,

– *recherche de fragments viraux* (antigène pp65) témoignant d'une réplication active, prédictive d'une localisation viscérale,

– *recherche qualitative ou quantitative* du CMV par PCR.

5 Traitement

Les traitements n'ont d'indication que lors des infections viscérales du sujet immunodéprimé. Plusieurs molécules sont actives sur le CMV : valganciclovir par voie orale, ganciclovir, foscarnet, cidofovir par voie intraveineuse. Toutes sont très toxiques et ne doivent être utilisées que par des spécialistes avertis.

V

Infections à papillomavirus humains (HPV)

Elles sont très fréquentes, responsables de lésions muqueuses de deux types : d'une part des proliférations cellulaires plus ou moins volumineuses, très contagieuses (« crêtes de coq »), d'autre part des lésions discrètes, spontanément régressives dans 90 % des cas, mais susceptibles d'évoluer de façon chronique. Ces formes chroniques sont à l'origine de transformations malignes : **cancers du col de l'utérus et cancers du canal anal**. La mise à disposition toute récente de **vaccins** devrait transformer ce grave problème.

1 Épidémiologie

1.1 Papillomatoses génitales

Elles sont très fréquentes à travers le monde (300 millions de femmes en sont infectées). En France, on estime que 10 à 15 femmes en activité sexuelle sont ou ont été exposées à HPV. La fréquence de ce portage est maximale entre 20 et 30 ans. Elle est directement liée au nombre de partenaires. Elle diminue après 35 ans, du fait de l'acquisition progressive d'une immunité aux différents types de HPV.

La plupart des infections régressent spontanément et le portage du virus n'est alors que transitoire. Certaines femmes vont développer un

Les papillomavirus sont de petits virus à ADN à fort tropisme pour les cellules épithéliales. Parmi les 120 génotypes connus, certains sont responsables de localisations cutanées (verrues) ou de lésions muqueuses sexuellement transmissibles : génotypes 6 et 11, retrouvés dans les condylomes acuminés (« crêtes de coq »), avec un risque faible de cancers, génotypes 16 et 18, mais aussi 31 et 35, susceptibles d'entraîner des lésions à haut risque de cancérisation.

portage chronique responsable de lésions persistantes. Ce sont ces lésions qui exposent à l'évolution vers le cancer.

1.2 Cancer du col de l'utérus

Il occupe le deuxième rang en fréquence des cancers de la femme dans le monde, responsable chaque année de 500 000 nouveaux cas et de 280 000 décès. En France, il occupe la 8ème place, avec chaque année 3 à 4 000 nouveaux cas, et plus de 1 000 décès.

Des papillomavirus sont retrouvés dans plus de 99 % de ces cancers. Certains facteurs favorisent l'évolution de la lésion infectieuse vers le cancer :

– **le type de papillomavirus** : HPV-16 est retrouvé dans plus de la moitié des cas, HPV-18 dans 10 à 12 %, puis, à moindre fréquence, HPV-31, 35, 45 ;

– **l'âge du premier rapport sexuel** : le risque de développer un cancer du col est 2 fois plus élevé chez les femmes ayant eu leur premier rapport avant 16 ans que chez celles ayant eu leur premier rapport après 20 ans ;

– **l'âge de découverte du portage** : la persistance du portage après 35 ans est un argument pour l'existence d'une lésion chronique ;

– **la qualité de la réponse immune** : immaturité partielle de la muqueuse chez la très jeune femme, risque majoré chez les immunodéprimées VIH ;

– **le tabagisme** ;

– **les œstro-progestatifs**.

1.3 Cancer du canal anal

Ce type de cancer est, lui aussi, fortement lié aux papillomavirus.

2 Physiopathologie

Après la contamination, les virus pénètrent dans les cellules épithéliales et vont s'y multiplier. Cette réplication entraîne une multiplication cellulaire qui peut rester très discrète ou, au contraire, constituer des lésions proliférantes : **les condylomes acuminés.** Les lésions susceptibles d'évoluer vers un cancer se situent surtout à la jonction entre l'épithélium proprement dit et la muqueuse (col de l'utérus ou canal anal).

Dans la plupart des cas, le système immunitaire contrôle ces proliférations et les lésions disparaissent spontanément en quelques semaines ou quelques mois. Chez certains, ces lésions persistent des années, aboutissant à la transformation des cellules. Se constituent alors des **lésions précancéreuses** (appelées aussi « dysplasies »), puis cancéreuses très limitées (cancer *in situ*). En l'absence de traitement, ces lésions évoluent vers un **cancer invasif**, encore mortel dans près d'un tiers des cas. L'évolution de la lésion initiale vers le stade de cancer est très lente, durant au minimum 7 ans, et en moyenne 20 à 30 ans. Elle est accélérée en cas d'immunodépression.

3 Transmission

Les papillomavirus induisent des lésions **très contagieuses**, particulièrement dans leurs formes végétantes de type condylome. La transmission est surtout directe, par contact entre les muqueuses ou l'épithélium des régions génitales, mais dans les condylomes, elle peut être indirecte car ces virus sont très résistants au milieu extérieur et peuvent être transmis par des objets souillés (linges, gants, matériel...), par les mains, la bouche. L'utilisation de préservatif n'est donc qu'une protection incomplète vis-à-vis de ce virus.

4 Clinique

4.1 Condylomes acuminés

Ce sont des végétations mieux connues sous le nom de « crêtes de coq », apparaissant après une période d'incubation très variable, allant de 1 mois à 1 an. Ils réalisent des proliférations épithéliales, uniques ou multiples, molles, charnues, de taille souvent volumineuse.

Chez l'homme, ils siègent volontiers à la base du gland ou sur le prépuce. Ils peuvent se situer à l'extrémité de l'urètre et se manifester par des saignements, des écoulements ou des difficultés à la miction. Chez la femme, les localisations les plus fréquentes sont les petites lèvres et la région périnéale. Dans les deux sexes, des condylomes de l'anus peuvent accompagner ces lésions, même en l'absence de relations génito-anales. Ils peuvent aussi exister seuls.

Les condylomes peuvent être beaucoup plus petits, à la limite de la visibilité, situés sur le corps de la verge, la vulve ou dans le vagin, au mieux visualisés par la colposcopie après application d'acide acétique.

4.2 Lésions asymptomatiques

Elles sont fréquentes, sans conséquences si elles régressent spontanément, mais posent le problème du dépistage du portage chronique, avant une possible cancérisation.

5 Diagnostic

Le diagnostic de condylome est le plus souvent clinique, et seules les formes atypiques justifient d'être biopsiées. **Le dépistage des lésions chroniques** susceptibles de se transformer en cancers repose sur des examens histologiques et virologiques.

5.1 Méthodes

5.1.1 FROTTIS CERVICO-VAGINAL

Il s'agit d'analyser les cellules du col utérin, recueillies par friction, à l'aide d'une spatule. C'est un examen simple et non traumatique. Le résultat peut être faussé en cas d'association à une autre infection. Il faut alors traiter celle-ci avant de contrôler le frottis.

5.1.2 COLPOSCOPIE

Elle consiste à examiner le col de l'utérus avec une loupe binoculaire. C'est une méthode très sensible. Elle permet de visualiser des zones suspectes et de diriger, si nécessaire, les biopsies. Les résultats de la colposcopie peuvent être faussement positifs, source de stress pour la patiente, voire de traitements inutiles.

5.1.3 TEST HPV

Il s'agit de dépister le génome du papillomavirus par PCR, à partir de prélèvements réalisés au cours du frottis. La positivité du test met en évidence la présence du virus, mais sa signification en matière de risque de cancer dépend de l'âge de la patiente et de l'ancienneté du portage. La négativité du test rend improbable un risque.

5.2 Recommandations

En France, depuis de nombreuses années, le dépistage repose sur la **pratique régulière de frottis cervico-vaginaux**, recommandés tous les 3 ans chez les femmes de 25 à 60 ans, ayant eu 2 frottis négatifs à 1 an d'intervalle. Si le frottis met en évidence des anomalies histologiques, il est nécessaire de vérifier l'aspect du col en colposcopie et de pratiquer des biopsies sur toute lésion suspecte.

Environ 6 millions de frottis sont réalisés tous les ans, correspondant a un suivi estimé à 60 % des femmes de moins de 50 ans, et 48 % des femmes entre 50 et 60 ans (année 2000). Si l'application de ces recommandations est encore insuffisante, elle a permis une régression considérable du nombre des cancers invasifs du col.

La place du test HPV pour améliorer la prévention est en cours d'évaluation, et les recommandations ne sont pas encore définitivement validées en France (tabl. VI). Les experts américains et certains experts européens préconisent de poursuivre le dépistage par frottis, mais d'y associer un test HPV chez les femmes de plus de 30 ans. Ces recommandations restent soumises à débats, avec des interrogations sur les retentissements psychologiques, mais aussi économiques, qu'elles pourraient susciter.

Tableau VI : Utilisation du test HPV dans la prévention du cancer du col utérin.

Frottis	Test HPV	Conduite à tenir
Normal	–	Contrôle frottis à 5 (8 ?) ans
Normal	+	Contrôle HPV à 1 an, si reste positif : colposcopie
Équivoque	–	Contrôle frottis à distance
Équivoque	+	Colposcopie
Anormal	+/–	Colposcopie

6 Traitement

6.1 Traitement curatif

Il n'existe pas de traitement antiviral efficace sur les papillomavirus. Les seuls traitements proposés sont des traitements locaux : application de topiques du type podophyllotoxine, électrocoagulation, cryothérapie, excision des lésions au laser.

6.2 Traitement préventif : vaccination

L'utilisation de préservatifs est bien sûr recommandée, surtout chez les femmes de moins de 20 ans qui sont le plus exposées au portage chronique, mais elle ne prévient pas complètement le risque de transmission.

Tout récemment ont été mis au point des **vaccins anti-HPV**, utilisant des pseudoparticules virales non infectieuses et qui ouvrent l'espoir de voire régresser significativement le nombre de cancers de l'utérus et du canal anal. Les recommandations pour l'utilisation de ces vaccins ne sont pas encore bien définies. Elles devraient viser en priorité les femmes avant l'âge des premiers rapports sexuels et les homosexuels masculins.

VI

IST à chlamydiae

Les chlamydiae sont de petites bactéries qui ne peuvent se multiplier qu'à l'intérieur des cellules, et donc à l'abri de l'action de nombreux antibiotiques. Ils entraînent des cervicites ou des urétrites souvent discrètes, voire asymptomatiques, mais faisant courir le risque d'extension régionale responsable de **maladies inflammatoires pelviennes**. Ce sont les **premières causes de stérilité chez la femme.**

Chlamydia trachomatis est responsable **d'urétrites et de cervicites**, sujets de ce chapitre, et de la **lymphogranulomatose vénérienne**, étudiée au chapitre suivant. C'est aussi l'agent du **trachome**, infection de l'œil, qui n'est pas une IST. Le trachome touche plus de 300 millions de personnes (en Afrique, en Asie du Sud et en Amérique latine) et expose les malades non traités à la cécité. Il existe d'autres espèces de chlamydiae (*psitacci* et *pneumoniae*), à l'origine d'infections pulmonaires.

1 Épidémiologie

On estime à 91 millions le nombre annuel de nouvelles infections urogénitales à chlamydiae, dans le monde. L'augmentation régulière de ces infections est favorisée par la fréquence du portage asymptomatique chez près de 3 % des adultes des pays industrialisés. Les facteurs de risque pour cette infection sont :

– l'âge inférieur à 25 ans,

- l'utilisation d'une contraception hormonale (« pilule »),
- le nombre de partenaires sexuels (supérieur à 1 par an),
- l'existence d'une autre IST.

2 Physiopathologie

Au moment de la contamination, les chlamydiae pénètrent dans les cellules épithéliales de l'appareil urogénital où ils se multiplient activement. La cellule soumise à cette invasion se détruit, libérant à l'extérieur de nouvelles particules infectieuses.

L'infection provoque la libération de cytokines, responsables de phénomènes inflammatoires d'intensité variable, à prédominance de polynucléaires dans la phase initiale, puis évoluant vers la chronicité, avec infiltration de cellules lympho-macrophagiques. L'évolution peut se faire sur des années, avec de longues périodes de latence, entrecoupées de réactivation dont l'origine n'est pas bien expliquée. Cette infection chronique aboutit à la constitution de fibrose cicatricielle.

3 Clinique

D'intensité très variable, les manifestations cliniques peuvent passer inaperçues.

3.1 Chez la femme

Cervicite : très souvent asymptomatique, elle peut se manifester par des pertes d'aspect normal mais plus abondantes que d'habitude, rarement purulentes. Elles s'accompagnent parfois de douleurs pendant les rapports. Dans la plupart des cas, ces cervicites sont découvertes lors de l'examen gynécologique.

Urétrite : elle se traduit par des brûlures mictionnelles ou des envies fréquentes d'uriner, discrètes et passagères, parfois plus intenses et faisant alors évoquer une cystite. Ces symptômes sont trompeurs quand ils surviennent chez une femme sujette aux infections urinaires.

Salpingite : elle peut réaliser un tableau de douleurs abdominales aiguës fébriles, parfois intenses, pseudo-chirurgicales. Le plus souvent, il s'agit de salpingites subaiguës ou chroniques ne se traduisant que par des douleurs inconstantes, sourdes, volontiers plus marquées pendant les règles. Il peut également s'agir de douleurs pendant ou après les rapports sexuels. Ailleurs, elles peuvent évoquer des manifestations digestives de colopathie et être de ce fait négligées. **Seule une surveillance gynécologique régulière permet de faire le diagnostic et d'éviter l'évolution vers les lésions cicatricielles** avec leurs risques de grossesses extra-utérines et de stérilité.

Péritonite : il s'agit d'une péritonite le plus souvent localisée dans la région périhépatique. Les signes sont d'apparition brutale avec douleurs de l'hypochondre droit, accompagnées de fièvre, faisant évoquer une infection de la vésicule biliaire (cholécystite). L'échographie abdominale n'est pas contributive et le diagnostic est fait par cœlioscopie ou au cours de l'intervention si, dans le doute, celle-ci est décidée.

3.2 Chez l'homme

L'urétrite est souvent discrète. Un écoulement n'est noté que dans la moitié des cas, écoulement clair le plus souvent et surtout intermittent, n'incitant pas le sujet non informé à aller consulter. Ailleurs, les manifestations sont absentes ou se limitent à une dysurie passagère ou à des démangeaisons. La discrétion des signes les font souvent négliger, exposant aux complications et à la contamination (ou la recontamination) de sa (ses) partenaires.

L'épididymite est la complication la plus fréquente, se traduisant par une augmentation douloureuse et fébrile du contenu scrotal. Le diagnostic est alors facilement évoqué. Il peut être moins évident si les examens bactériologiques des urines mettent en évidence un autre germe. Le rôle des infections à chlamydiae dans les stérilités masculines est discuté. **Toute symptomatologie urinaire chez un homme jeune, n'ayant pas d'antécédents urologiques ou traumatiques, doit faire évoquer une IST.**

Les localisations anales sont en augmentation. Elles se traduisent par des douleurs ou des écoulements.

Les arthrites sont des manifestations inflammatoires réactionnelles touchant plusieurs articulations et parfois associées à des manifestations oculaires (conjonctivites).

4 Diagnostic

La culture des chlamydiae est difficile. Elle n'a pas d'intérêt en routine. Le diagnostic biologique repose sur la mise en évidence par **immunofluorescence** des chlamydiae sur des frottis urétraux ou cervicaux, ou par des techniques de biologie moléculaire (PCR) notamment sur les urines.

Les sérologies sont peu contributives dans les infections basses, mais sont souvent franchement positives lors des localisations viscérales, sans pouvoir présumer de l'ancienneté de la contamination.

5 Traitement

Il repose sur des **antibiotiques à bonne pénétration intracellulaire** :

– **la doxycycline,** antibiotique de référence, utilisé à la dose de 200 mg par jour ;

– **les macrolides,** en cas de contre-indication aux cyclines (grossesse). L'azithromycine (Zythromax®), à la dose de 1 g en une seule prise, peut être, du fait de sa très longue durée d'action, une alternative « minute » dans le traitement des urétrites ou des cervicites non compliquées ;

– **les fluoroquinolones,** du fait de leur coût, ne sont pas recommandées en première intention pour les infections basses, mais peuvent être prescrites lors des prostatites ou des épididymites.

La durée du traitement est sujette à discussion. Certaines recommandations préconisent pour les urétrites et les cervicites des traitements de 7 jours mais, du fait de la physiologie particulière de *Chlamydia trachomatis*, une durée de 14 jours semble préférable. En cas de localisation viscérale, les antibiotiques doivent être prescrits pendant au moins 3 semaines. En cas de salpingite, il est recommandé d'associer aux cyclines ou aux fluoroquinolones des antibiotiques actifs sur les autres bactéries volontiers associées (streptocoques, bacilles GRAM négatif).

6 Prévention

Outre la prévention classique (usage de préservatifs, traitement systématique et concomitant du ou des partenaires), la fréquence des infections à chlamydiae amène à traiter de principe, par un antibiotique actif contre cette bactérie, toute IST, même si un autre pathogène a été mis en évidence (gonocoque, mycoplasme…).

VII

Lymphogranulomatose vénérienne

La lymphogranulomatose vénérienne (LGV), ou maladie de Nicolas-Favre, est une infection due à un type particulier de *Chlamydia trachomatis,* responsable d'adénites très inflammatoires et de rectites.

1 Épidémiologie

Maladie surtout présente dans les pays tropicaux, la LGV ne se voyait en Europe que chez les voyageurs ou les immigrés récents. Depuis 2003, une forme particulière est réapparue aux Pays-Bas, puis dans les principales villes d'Europe, touchant essentiellement les homosexuels masculins à partenaires multiples. Les manifestations anorectales sont prédominantes. Il s'agit dans 85 % des cas de patients co-infectés par le VIH.

2 Manifestations cliniques

2.1 Forme ganglionnaire classique

Après une période d'incubation variable (3 à 30 jours) apparaît, au niveau de la muqueuse génitale, une lésion très discrète, à type de papule ou d'ulcération, indolore, non indurée (signe différentiel avec un chancre syphilitique qu'il faudra néanmoins systématiquement évoquer). Cette lésion régresse en quelques jours. Les adénopathies apparaissent 2 à 6 semaines après la lésion initiale, le plus souvent inguinales, deux fois sur trois unilatérales, d'abord indolores, puis très inflammatoires, accompagnées de fièvre et parfois de douleurs articulaires ou musculaires.

L'évolution, en l'absence de traitement, se fait vers la fistulisation, voire vers une cicatrisation fibreuse, pouvant obstruer le drainage lymphatique et provoquer un lymphœdème séquellaire.

2.2 Anorectite.

C'est la forme majoritairement retrouvée en Europe, ces dernières années. Elle se manifeste par des douleurs sphinctériennes, des envies impérieuses d'aller à la selle et/ou des écoulements rectaux. Ces signes sont progressifs, accompagnés de signes généraux, d'hémorragies, de troubles du transit. L'ensemble du tableau évoque une maladie inflammatoire du tube digestif, du type maladie de Crohn. Les explorations endoscopiques retrouvent un aspect inflammatoire de la muqueuse qui peut lui aussi être trompeur et retarder le diagnostic si on n'a pas su l'évoquer.

En l'absence de traitement, l'évolution peut se compliquer d'abcès périanaux, de fistulisation et d'incontinence sphinctérienne.

3 Diagnostic

La sérologie est le plus souvent fortement positive, orientant vers une infection à chlamydiae et, dans le contexte, permettant d'évoquer une LGV et de mettre en route le traitement. Le diagnostic de certitude ne peut être affirmé que par la PCR sur prélèvement anorectal, avec génotypage dans un laboratoire de référence.

4 Traitement

Il repose sur la doxycycline, 200 mg par jour pendant 21 jours. En cas de contre-indication, et notamment chez la femme enceinte, on utilise de l'érythromycine à la posologie de 2 g par jour en 4 prises. L'azythromycine devrait permettre de raccourcir ce traitement, mais les données sont encore insuffisantes.

L'efficacité du traitement est rapide sur les symptômes, mais les lésions sont beaucoup plus longues à régresser (souvent plus d'un mois). Les adénites suppurées (bubons) peuvent bénéficier de ponctions répétées pour éviter le recours à la chirurgie.

VIII

Syphilis

Maladie qui, pendant des siècles, a été synonyme de maladie vénérienne (la « peste des amoureux » d'Ambroise Paré), la syphilis est due à une bactérie, le tréponème pâle (*Treponema pallidum*). Cette bactérie est bien adaptée à l'homme et l'infection évolue de façon très prolongée avant d'entraîner des complications cardiaques ou neurologiques potentiellement mortelles. C'est la seule tréponématose à transmission sexuelle.

Les autres tréponématoses existent surtout dans les zones sahéliennes (*bejel*) ou forestières tropicales (*pian* en Afrique noire et en Asie, *punta* en Amérique du Sud). Elles ont en commun les examens sérologiques qui ne permettent pas de les différencier d'une atteinte vénérienne. Elles sont toutes sensibles aux mêmes antibiotiques et, en cas de doute, doivent être traitées comme une syphilis, après avoir expliqué au malade l'incertitude des résultats.

1 Épidémiologie

1.1 Origine et évolution

La syphilis est apparue en Europe à la fin du quinzième siècle, importée d'Amérique par les marins accompagnant Christophe Colomb et les autres explorateurs du Nouveau Monde. Les récits des premières épidémies font mention d'une mortalité importante, qu'on ne retrouve plus par la suite.

La découverte de la pénicilline (1940), permettant de guérir la maladie, a fait régresser le nombre de sujets porteurs et donc le nombre des contaminations. L'impact du sida sur les comportements sexuels a transitoirement renforcé cette régression mais, depuis les années 1990, cette tendance s'est inversée et la syphilis est en progression dans tous les pays développés, touchant particulièrement les hommes homosexuels.

1.2 Mode de transmission

Treponema pallidum est un germe très fragile, rapidement détruit dans le milieu extérieur. Sa transmission se fait directement à partir des lésions cutanéo-muqueuses du ou de la partenaire.

2 Physiopathologie

Une fois introduits dans le tissu cutané, les germes se multiplient localement, entraînant une réaction inflammatoire transitoire, très contagieuse, **le chancre syphilitique.** Parallèlement, les tréponèmes diffusent dans l'organisme. Cette dissémination se traduit, dans la moitié des cas, par des symptômes variés qui constituent la **syphilis secondaire**.

Non traités, un tiers des patients guérissent spontanément. Chez les autres, la syphilis va rester latente pendant des années, exposant à l'installation tardive de localisations cardiaques ou neurologiques qui définissent la **syphilis tertiaire**.

3 Signes cliniques

L'incubation dure en moyenne 3 semaines (10 à 90 jours), en fonction de la quantité de bactéries transmises.

3.1 Chancre syphilitique

Il s'agit d'une ulcération superficielle, indolore, à limite nette, le plus souvent propre, reposant sur une base indurée. Ces caractères peuvent être modifiés par une co-infection (herpès, gonocoque...). Sa surface est riche en tréponèmes et très contagieuse. Il est situé au niveau de la zone d'inoculation :

– **chez l'homme**, sur le gland, le sillon balano-préputial ou l'épithélium de la verge. Il peut également siéger au niveau du méat, réalisant alors une lésion atypique, responsable de douleurs mictionnelles voire d'écoulements ;

– **chez la femme**, au niveau des grandes lèvres (et susceptible d'entraîner un œdème important), sur les petites lèvres, mais aussi plus rarement dans le vagin ou sur le col utérin, passant alors inaperçu ;

– **dans les deux sexes**, des localisations extragénitales peuvent se voir au niveau de la bouche (amygdales, langue, lèvres) ou de l'anus, alors parfois révélées par des fissures douloureuses.

Le chancre est constamment accompagné d'une **adénopathie** unique, dure, indolore, non inflammatoire, du moins en l'absence de surinfection. Le chancre disparaît en 2 à 6 semaines, mais l'adénopathie peut persister plusieurs mois, ainsi que l'induration, permettant d'évoquer rétrospectivement le diagnostic.

3.2 Syphilis secondaire

C'est la traduction de la diffusion du tréponème dans l'organisme. Elle survient une fois sur deux, débutant 1 à 2 mois après le chancre (qui n'a pas toujours disparu), soit 2 à 3 mois après la contamination.

Il s'agit d'éruptions, accompagnées de fièvre, parfois de douleurs articulaires et/ou de polyadénopathies. Ces manifestations sont variables, parfois très atypiques, ce qui a fait donner le nom de « grande simulatrice » à la syphilis. Classiquement, on distingue :

– **les signes cutanés précoces**, réalisant la **roséole syphilitique**, éruption faite de macules rosées, non prurigineuses, apparaissant au niveau du tronc et s'étendant inconstamment aux membres, où la localisation palmoplantaire est évocatrice ;

– **les signes cutanés tardifs**, papules plus foncées, squameuses, très contagieuses, surtout si elles siègent dans la région périnéale ;

– **l'alopécie** (perte des cheveux) survenant par plaques, en particulier derrière les oreilles.

3.3 Syphilis tertiaire

Elle est devenue très rare du fait de l'efficacité des antibiotiques. Elle réalise exceptionnellement des granulomes inflammatoires multiples, touchant silencieusement la peau, le foie, les os (« gommes syphilitiques »), mais est dominée par les atteintes neurologiques et aortiques, qui en font toute la gravité.

3.3.1 NEUROSYPHILIS

Elle touche 5 à 10 % des malades non traités. D'évolution très lente, elle s'accompagne de méningites lymphocytaires chroniques asymptomatiques. Les lésions neurologiques sont dues à la destruction directe de cellules nerveuses par le tréponème ou à des lésions ischémiques provoquées par l'inflammation de la paroi des vaisseaux sanguins.

Les manifestations cliniques dépendent de la localisation des lésions. On distingue deux grands tableaux :

– **les atteintes médullaires postérieures**, responsables de douleurs fulgurantes, intenses et répétées (tabès), et de troubles de la sensibilité profonde, se traduisant par des pertes de l'équilibre et des difficultés de coordination des mouvements ;

– **les atteintes cérébrales**, associant de façon variable trouble des fonctions supérieures, perte de mémoire, désorientation et paralysie progressive.

La neurosyphilis étant devenue très rare, le risque est de la confondre, surtout au début, avec les autres démences vasculaires ou dégénératives

(Alzheimer). Il est de règle, devant tout syndrome démentiel, d'éliminer ce diagnostic par des examens sérologiques spécifiques.

3.3.2 AORTITE SYPHILITIQUE

Elle survient chez 20 % des patients non traités. Elle est secondaire à l'inflammation de petits vaisseaux sanguins situés à l'intérieur des parois de l'aorte, qui vont perdre leur élasticité. L'évolution se fait vers la constitution d'anévrismes susceptibles de se rompre, de fuites au niveau de la valve aortique (avec ses conséquences sur le fonctionnement cardiaque) et d'atteintes de la circulation coronarienne exposant le malade au risque d'infarctus du myocarde.

4 Diagnostic

Le diagnostic repose sur deux types d'examens : la mise en évidence directe du tréponème et la mise en évidence d'anticorps (examens sérologiques).

4.1 Examen bactériologique direct

Le tréponème ne se cultive pas. Seul l'examen direct au microscope, dans des conditions particulières (microscope à fond noir), permet de visualiser une bactérie spiralée dont l'aspect et la mobilité sont évocateurs. La recherche s'effectue tout de suite, après le prélèvement de la surface du chancre ou des lésions cutanéo-muqueuses érosives, voire des produits de ponction ganglionnaire.

4.2 Examens sérologiques

C'est sur eux que repose le diagnostic, mais ils ne peuvent, pour les sujets ayant vécu en pays d'endémie, différencier la syphilis des autres tréponématoses non vénériennes. Les examens sérologiques recherchent deux types d'anticorps : les réagines et les anticorps spécifiques.

4.2.1 RÉAGINES

Ce sont des anticorps qui ne sont pas dirigées contre le tréponème, mais qui apparaissent au cours de nombreuses maladies. La réaction habituellement utilisée est le VDRL (Venereal Disease Research Laboratory). Cette réaction n'est donc pas spécifique, mais elle est quantifiable, apportant des informations précieuses pour suivre l'évolution. Elle se positive lentement et peut être encore négative au début du chancre.

4.2.2 ANTICORPS SPÉCIFIQUES ANTI-TRÉPONÈME

Ils sont mis en évidence par le TPHA (Treponema Pallidum Haemaglutination Assay), voire le FTA absorbé, technique d'immunofluorescence indirecte encore plus sensible. Seuls le TPHA ou le FTA permettent d'affirmer un diagnostic de tréponématose et, en France, de syphilis. Ces tests se positivent avant l'apparition du chancre, mais restent positifs même après sa guérison.

4.2.3 INTERPRÉTATION

Les deux types de tests apportent des informations complémentaires et sont indispensables pour interpréter les résultats sérologiques (tabl. VII).

Un VDRL positif avec un TPHA négatif n'est pas en faveur d'une syphilis, mais d'une autre affection. En phase primaire, le TPHA se positive le premier, puis le VDRL. Pendant l'évolution, le TPHA reste positif, signant le diagnostic, le VDRL varie en fonction de l'évolution et se négative lors de la guérison. En cas de réinfection, il deviendrait à nouveau positif.

Dans la neurosyphilis, le VDRL peut être faiblement positif, voire négatif dans lc sang, mais sa positivité dans le liquide céphalorachidien, étudié après ponction lombaire, est très spécifique, même si elle est inconstante.

Tableau VII : Sérologies syphilitiques.

TPHA	VDRL	Interprétation (sujet n'ayant pas séjourné en pays d'endémie de pian)
–	–	Absence de syphilis ou infection débutante (incubation ou chancre)
–	++	Faux positif (autre maladie)
+	++	Syphilis évolutive
+	–	Syphilis probablement guérie (ou syphilis tertiaire)

5 Traitement

Les pénicillines sont efficaces. On utilise surtout les pénicillines retards de type extencilline (2,4 millions d'unités), permettant de guérir les syphilis récentes en une seule injection intramusculaire. Dans les formes plus tardives, 3 injections sont prescrites à une semaine d'intervalle. En cas de neurosyphilis, la forme retard pénètre mal dans le liquide céphalorachidien et dans le système nerveux central, et il est nécessaire d'utiliser la pénicilline G en perfusion continue, pendant au moins 14 jours, éventuellement suivie d'injections d'extencilline.

Ces traitements sont en règle générale bien tolérés, en-dehors des cas de **réaction d'Herxeimer**. Il s'agit d'une réaction immunoallergique, qui peut survenir au cours des syphilis secondaires, dans les heures suivant l'injection de pénicilline. Elle est liée à la libération de particules bactériennes lors de la lyse des tréponèmes. Elle associe de la fièvre, l'aggravation des signes cutanés et parfois une baisse de tension. Elle est bénigne, sauf chez la femme enceinte. La prescription de corticoïdes améliore rapidement le tableau. En cas d'allergie vraie à la pénicilline, les cyclines, voire les macrolides, peuvent être utilisés, mais restent sans effet sur les neurosyphilis qui nécessitent alors une désensibilisation à la pénicilline avant le traitement.

Quel que soit l'antibiotique prescrit**, son efficacité doit être contrôlée** par la surveillance des taux du VDRL. Les examens sérologiques seront effectués à 3, 6, 12 mois et 2 ans. L'absence d'amélioration doit faire soupçonner une réinfection ou une localisation neurologique passée inaperçue, et justifiant alors le contrôle du liquide céphalorachidien, après ponction lombaire.

IX

Gonococcies

Les gonocoques sont des bactéries diplocoques, GRAM négatif, entraînant chez l'homme des manifestations aiguës faciles à reconnaître et à traiter. Des signes plus discrets, voire absents (surtout chez la femme), peuvent retarder le traitement et favoriser les complications : salpingites, prostatites, orchyépidydimites, voire arthrites purulentes.

1 Épidémiologie

L'incidence réelle des gonococcies en France n'est pas connue, mais son évolution peut être appréciée grâce à deux réseaux « sentinelles » :

– le réseau national des gonocoques regroupant des laboratoires de microbiologie (RENAGO),

– le réseau sentinelle des urétrites masculines (Inserm).

Le nombre des prélèvements positifs augmente entre 1997 et 2000, concernant essentiellement les hommes (augmentation de 9,2 % des prélèvements rectaux positifs). Après une courte période de stabilisation, l'augmentation a repris depuis 2003, concernant aussi les femmes.

L'étude de la **sensibilité aux antibiotiques** des gonocoques isolés est importante. Le pourcentage de souches résistantes à au moins un des antibiotiques habituellement utilisés est passé de 15 à 35 % entre 1986 et 2000, imposant de réadapter régulièrement les recommandations thérapeutiques.

2 Physiopathologie

Le gonocoque se fixe sur la muqueuse de la localisation initiale. **Chez la femme,** la discrétion des signes favorise l'ascension des germes vers l'utérus (métrite), les trompes (salpingite), voire la cavité péritonéale. Ces infections entraînent soit des manifestations aiguës, soit des lésions chroniques, responsables de stérilité ou de grossesses extra-utérines (développement de l'œuf dans une trompe).

Chez l'homme, la diffusion peut provoquer des épididymites et des prostatites. **Dans les deux sexes**, le gonocoque peut être à l'origine d'une septicémie (diffusion de la bactérie par le sang), avec localisations à distance, notamment articulaires.

3 Clinique

3.1 Chez l'homme

Urétrite : c'est la manifestation de loin la plus fréquente, responsable de brûlures urinaires, survenant quelques jours après le rapport contaminant, rapidement croissante, parfois très douloureuse, avec apparition entre les mictions d'écoulements purulents. Dans ces formes, l'intensité des signes amène le malade à consulter rapidement, permettant la mise en route d'un traitement précoce.

Autres manifestations : l'urétrite peut être plus discrète et négligée, et la gonococcie se révéler par des signes de diffusion :

– **prostatite aiguë**, avec envies fréquentes d'uriner, accompagnées de fièvre, de gênes à la miction, voire de véritables rétentions d'urines ;

– **orchiépididymite aiguë**, entraînant une augmentation de volume du contenu scrotal qui est douloureux.

Ces symptômes pourraient faire évoquer une infection urinaire, mais ils doivent systématiquement faire rechercher une IST, surtout chez un sujet jeune.

3.2 Chez la femme

Deux fois sur trois, l'infection initiale est asymptomatique.

La cervicite peut se traduire par des pertes vaginales purulentes, mais le plus souvent, elle n'est mise en évidence que lors d'un examen gynécologique où le col apparaît inflammatoire, avec parfois un écoulement de pus.

L'urétrite, avec ses mictions fréquentes et douloureuses, évoque tout d'abord une cystite avec le risque d'être masquée par un traitement empirique et inadapté.

En cas d'extension, l'infection peut se révéler par des **douleurs abdominales aiguës**, pseudo-chirurgicales, accompagnées de fièvre et d'altération de l'état général. C'est l'examen clinique associé à l'échographie qui permet de préciser l'atteinte de l'utérus et/ ou des trompes. Plus souvent, il s'agit de **douleurs pelviennes sourdes**, dont la persistance en l'absence de diagnostic peut retentir sur l'état psychique de la patiente. Ce sont ces formes qui exposent le plus à la stérilité ou aux grossesses extra-utérines.

3.3 Dans les deux sexes

L'anorectite est asymptomatique deux fois sur trois, mais peut être responsable de démangeaisons persistantes, d'écoulements purulents, de douleurs rectales augmentées par la défécation, voire de contractures douloureuses du sphincter (ténesme). Elle peut se compliquer de fissurations et d'abcès périanaux.

L'atteinte pharyngée, le plus souvent secondaire à une fellation, est rarement symptomatique.

Les formes disséminées sont avant tout articulaires, touchant surtout le genou. L'articulation est très douloureuse, rouge, gonflée, avec une mobilisation impossible. Le gonocoque est la première cause d'**arthrite purulente du genou** de l'adulte jeune, survenant surtout chez la femme ou chez l'homme homosexuel.

4 Diagnostic

Si la clinique peut être évocatrice, le diagnostic formel nécessite un prélèvement local, permettant une confirmation immédiate par la mise en évidence d'une bactérie cocci GRAM négatif. La mise en culture doit être systématique, pour isoler le gonocoque et surtout en préciser la sensibilité aux antibiotiques.

5 Traitement

5.1 Urétrites et cervicites non compliquées

Le traitement doit être précoce, débuté sans attendre les résultats des prélèvements, pour soulager rapidement le malade, mais aussi interrompre le risque de transmission. Le choix de l'antibiothérapie initiale repose sur les connaissances régulièrement réévaluées de la sensibilité des gonocoques aux antibiotiques.

Les recommandations de l'Agence française de Sécurité sanitaire des Produits de Santé (Afssaps) du 21 juillet 2005 sont :

– en première intention : injection unique, intramusculaire ou intraveineuse, de 500 mg de Rocéphine® ;

– en deuxième intention :

• en cas de contre-indication aux injections : prise unique par voie orale de 400 mg de céfixime (Oroken®). Cet antibiotique est plus lentement efficace et peut être mis en échec. Il n'a pas été évalué dans les localisations pharyngées ;

• en cas d'allergie à la pénicilline et aux céphalosporines : injection unique intramusculaire de 2 g de spectinomycine (Trobicine®). Cet antibiotique ne doit pas être utilisé dans les localisations pharyngées du fait d'une diffusion insuffisante. Contre-indication chez la femme enceinte ;

– sous réserve des résultats de l'antibiogramme : prise unique par voie orale de 500 mg de ciprofloxacine (Ciflox®). Contre-indication chez la femme enceinte.

Du fait de la fréquence de co-infections avec des chlamydiae, il est recommandé d'associer systématiquement un traitement actif contre ces bactéries.

Les résultats sont en règle générale favorables, mais il existe des échecs. Il est donc nécessaire d'aller consulter après une semaine, **pour vérifier la guérison clinique** et réadapter si nécessaire la thérapeutique. De nouveaux prélèvements ne sont justifiés qu'en cas de persistance des signes.

5.2 Localisations viscérales : prostatites, orchiépididymites, salpingites, arthrites

Le traitement repose sur les mêmes antibiotiques mais sa durée est plus longue, 7 à 10 jours, voire davantage en fonction du type de localisation.

X

IST à mycoplasmes

Les mycoplasmes colonisent fréquemment le tractus génital de l'homme et surtout de la femme, et ce, en-dehors de toute maladie évolutive. Leur rôle pathogène a longtemps été controversé. Ils sont surtout responsables d'urétrites ou de cervicites.

Les mycoplasmes sont de toutes petites bactéries, dépourvues de parois rigides, ce qui les rend résistants à nombre d'antibiotiques. Il en existe plusieurs espèces, notamment *Mycoplasma pneumoniae,* responsable d'infections broncho-pulmonaires. Plusieurs espèces ont un **tropisme pour les muqueuses génitales** : *Mycoplasma genitalium,* le plus pathogène, *Ureaplasma urealyticum, Mycoplasma hominis*.

1 Épidémiologie

Elle est difficile à déterminer, étant donnée la pathogénicité variable des mycoplasmes, capables de coloniser les voies génitales basses sans déterminer d'infection ou de s'associer à d'autres bactéries transmises sexuellement. Une colonisation de la muqueuse vaginale est possible à la naissance, pouvant persister des années.

La fréquence du portage augmente avec le nombre de partenaires sexuels. À partir de 3 partenaires, *Ureaplasma* est retrouvé chez plus de deux tiers des femmes et chez 40 % des hommes ; *Mycoplasma hominis*, chez 18 % des femmes et 14 % des hommes.

2 Clinique

M. genitalium est retrouvé dans 21 % des **urétrites non gonococciques de l'homme**, représentant ainsi la deuxième cause de ces infections après *Chlamydia trachomatis*. Il est également impliqué dans les **cervicites**, mais son rôle dans les infections hautes de la femme (salpingites, endométrites) semble marginal.

Ureaplasma colonise souvent l'urètre, mais s'associe volontiers à d'autres pathogènes, favorisant les rechutes. Il doit être recherché et traité dans les **urétrites chroniques ou récidivantes.**

M. hominis peut être en cause dans les salpingites ou les endométrites, voire dans des prostatites ou des orchiépididymites, mais le problème clinique le plus souvent rencontré est celui des **vaginoses,** où il est retrouvé dans deux tiers des cas et où il est difficile, comme pour *M. ureaplasma,* d'en préciser le rôle par rapport aux autres bactéries. Sa recherche est discutée, d'autant que la persistance de prélèvements positifs risque de conduire à la prescription répétée d'antibiotiques, inutiles et même nuisibles, déséquilibrant la flore vaginale.

3 Diagnostic

En pratique courante, seuls *M. ureaplasma urealyticum* et *M. hominis* peuvent être mis en évidence par cultures sur milieux spéciaux. Leur croissance est révélée par un indicateur coloré dont l'intensité est un argument pour différencier une simple colonisation d'une véritable infection. *M. genitalium* peut être décelé par PCR. Cette technique reste réservée à des laboratoires spécialisés.

4 Traitement

Il est mal codifié, du fait de l'incertitude sur le rôle pathogène réel de ces bactéries, quand on les met en évidence, et de l'absence de tests diagnostiques de routine pour *M. genitalium*. Les antibiotiques utilisables sont les mêmes que pour le traitement des chlamydiae :

– **les cyclines**, mais 10 % des *M. ureaplasma* sont résistants, et l'efficacité sur *M. genitalium* est inconstante ;

– **les macrolides**, mais ils sont inefficaces sur *M. hominis* (et peuvent être dans ce cas remplacés par de la Dalacine®) ; l'azythromycine (Zythromax®) en cure de 5 jours semble recommandée pour *M. genitalium* ;

– **les fluoroquinolones**.

En pratique, les urétrites ou les cervicites non gonococciques sont dominées par les chlamydiae et, après avoir effectué les prélèvements, le traitement de première intention est bien codifié : doxycycline 7 à 14 jours, ou azythromycine en 1 prise.

En cas d'inefficacité clinique ou de récidive des manifestations, une nouvelle antibiothérapie doit être envisagée et tenir compte des résultats bactériologiques de contrôle, après avoir discuté avec le patient des possibilités de réinfection. L'adaptation de ce traitement à un éventuel mycoplasme doit alors être systématiquement envisagée. La seule présence de mycoplasmes sur des prélèvements, en-dehors de toute manifestation clinique, ne justifie pas de traitement spécifique.

XI

Chancre mou

C'est une **ulcération génitale**, due à une bactérie, *Haemophilus ducreyi*. Rare en France, le chancre mou est surtout retrouvé dans les pays tropicaux (Afrique noire et Amérique latine).

1 Clinique

La lésion initiale apparaît 3 à 7 jours après le rapport contaminant. C'est une papule située le plus souvent sur la peau de la verge, du scrotum ou de la vulve, plus rarement sur les muqueuses. Rapidement, cette papule s'ulcère, se creuse, devient **purulente et douloureuse**, caractères qui l'opposent à la forme classique du chancre syphilitique. La lésion principale, supérieure à 1 cm de diamètre, peut s'accompagner de petites ulcérations satellites. Une semaine après l'apparition de l'ulcération apparaît une **adénopathie très inflammatoire**, réalisant un bubon fluctuant, évoluant vers la fistulisation.

2 Diagnostic

Évoqué par la clinique, le diagnostic repose sur l'examen direct des prélèvements pratiqués sur les bords de l'ulcération et sur le produit de ponction du bubon. Cet examen n'est positif que dans la moitié des cas. La culture et la PCR ne sont pratiquées que par des laboratoires spécialisés. Les recherches de syphilis et d'herpès doivent être systématiques.

3 Traitement

Un traitement antibiotique en une seule prise est possible. On utilise du Zythromax® ou de la Rocéphine®. Ces traitements sont inconstamment efficaces, surtout chez les patients co-infectés par le VIH, et nécessitent donc un contrôle évolutif clinique. Si celui-ci ne peut être correctement effectué, il est recommandé de prescrire des traitements un peu plus longs.

L'évolution de l'ulcération est favorable en quelques jours. La régression du bubon est beaucoup plus lente. Le traitement de l'adénopathie abcédée doit se limiter à des ponctions permettant d'éviter un traitement chirurgical.

XII

Donovanose

La donovanose, aussi appelée « granulome inguinal », est une maladie tropicale qui ne se voit qu'exceptionnellement en France, chez des sujets au retour de voyage. Elle est due à une bactérie, *Klebsiella granulomatis*, bacille GRAM négatif intracellulaire.

1 Clinique

Après une incubation pouvant aller jusqu'à 6 semaines, apparaît une ulcération unique, indolore, saignant volontiers au contact, située plus souvent sur la peau que sur les muqueuses. L'aspect granuleux, évoluant sur un mode chronique, peut faire évoquer une lésion cancéreuse. Il n'y a pas d'adénopathie satellite.

2 Diagnostic

C'est la mise en évidence de corps de Donovan sur l'examen des frottis pratiqués sur la lésion qui permet d'affirmer le diagnostic, qui n'est souvent que soupçonné sur l'histoire clinique. Les cultures, les recherches par PCR et la sérologie restent réservés à des laboratoires spécialisés. En cas de doute, il est indispensable d'éliminer par un examen histologique une lésion cancéreuse.

3 Traitement

L'antibiothérapie n'est pas bien systématisée. Elle doit être **prolongée au moins 3 à 4 semaines jusqu'à la régression complète de la lésion**, ce qui n'exclut pas une éventuelle récidive tardive après plusieurs mois d'apparente guérison.

Les antibiotiques recommandés sont prescrits par voie orale. La doxycycline est l'antibiotique de référence. Peuvent être utilisés les macrolides, les fluoroquinolones ou le Bactrim®.

XIII

Infections à trichomonas

Trichomonas vaginalis est un parasite responsable de vaginites et d'urétrites. Le plus souvent asymptomatique chez l'homme, il s'associe fréquemment chez la femme aux vaginoses bactériennes. C'est une infection en règle générale bénigne, mais source de douleurs ou de gêne fonctionnelle.

1 Épidémiologie

Selon l'OMS, le trichomonas est la **première cause d'IST dans le monde**, avec en 1999 une estimation très probablement sous-évaluée de 173 millions de nouveaux cas. Cette fréquence est due à la discrétion des symptômes cliniques et au taux de transmission élevé au cours des rapports sexuels (80 à 100 %). La transmission non sexuelle serait possible (contact avec des linges souillés, humides).

2 Clinique

Chez la femme, il s'agit surtout de **vaginites**, se manifestant par des pertes sales souvent abondantes, malodorantes, de couleur vert-jaune. Ces leucorrhées peuvent s'accompagner d'inflammation vulvaire ou de démangeaisons parfois intenses. Elles peuvent être plus discrètes et l'infection ne se manifester que par des douleurs au moment des rapports sexuels. Peuvent s'y associer des signes d'**urétrite** : brûlures urinaires, mictions fréquentes. Dans 15 à 20 % des cas, l'infection est asymptomatique.

Chez l'homme, l'**urétrite** est asymptomatique dans 90 % des cas. Quand elle se manifeste, il s'agit de signes urinaires modérés avec parfois écoulement matinal.

3 Diagnostic

Il est surtout fait sur **l'examen direct des prélèvements** vaginaux et urétraux, qui permettent de retrouver le trichomonas dans 60 à 80 % des cas. Des cultures ou une recherche du parasite par PCR sur le premier jet urinaire sont possibles, mais ne sont pas utilisées en routine.

4 Traitement

Un traitement par voie orale, en prise unique, est recommandé : tinidazole (Fasigyne®) ou métronidazole (Flagyl®). Il est efficace dans 90 à 95 % des cas. En cas d'échec, on peut répéter la cure en utilisant du tinidazole pendant 2 jours ou du métronidazole pendant 7 jours. Ces antibiotiques peuvent entraîner des nausées et, chez 10 % des patients, des manifestations d'intolérance (bouffées de chaleurs, rougeurs du visage, tachycardie) en cas de consommation d'alcool.

Les traitements locaux par ovules sont moins efficaces et ne doivent être prescrits qu'en complément de ces traitements.

XIV

Vaginites

Toute femme en période d'activité génitale peut présenter des pertes vaginales, appelées leucorrhées. Ces écoulements sont physiologiques. Leur abondance est très variable, mais assez stable pour chaque femme, en fonction de la période du cycle.

En cas de déséquilibre de la flore vaginale, la multiplication des germes peut aboutir à une infection responsable de modification de ces pertes qui deviennent plus abondantes, souvent malodorantes. Ces **leucorrhées anormales** peuvent s'accompagner de signes locaux : sensations de brûlures ou de démangeaison, inflammation vulvaire avec parfois œdèmes locaux, douleurs pendant les rapports sexuels. Les causes de ces troubles sont nombreuses ; déséquilibres hormonaux, allergies, lésions caustiques par utilisation de produits d'hygiène inadaptés, mais elles sont dominées par des **infections souvent plurimicrobiennes**.

Certaines IST déjà présentées peuvent être responsables de ces vaginites, souvent associées à des localisations cervicales ou urétrales : gonococcies, chlamydioses, mycoplasmoses. Devant des manifestations de vaginites, ces infections doivent systématiquement être recherchées et éliminées, mais les affections le plus souvent en cause sont :

– **les IST à trichomonas**, dont on a souligné la fréquence,

– **les vaginoses bactériennes**, qui ne sont pas des IST, mais qui peuvent s'y associer et également favoriser la contamination (notamment par le VIH),

– **les candidoses.**

1 Vaginoses bactériennes

Il s'agit du remplacement de la flore habituelle (lactobacilles de Doderlein) par des bactéries souvent présentes antérieurement, mais dont la prolifération est responsable des signes inflammatoires. Les bactéries le plus souvent en cause sont *Gardnerella vaginalis* et *Mycoplasma hominis*, ainsi que des streptocoques ou des *Haemophilus*.

Les vaginoses bactériennes sont rares chez les femmes n'ayant pas de rapports sexuels, mais **ces bactéries ne sont pas transmises sexuellement**, et le traitement du partenaire ne modifie pas la fréquence des récidives. Il n'a donc pas lieu d'être.

1.1 Diagnostic

Il repose sur l'examen bactériologique, qui élimine une autre infection et met en évidence le germe, dont le rôle pathogène ne sera retenu que s'il est prédominant et présent en quantité suffisante (> 10^4). En son absence, certains critères permettent d'évoquer le diagnostic :

- présence de *clue cells,* grandes cellules épithéliales,
- pH vaginal supérieur à 4,5,
- odeur de poisson pourri révélée par le contact de leucorrhées, prélevées et étalées sur une lame avec une goutte de potasse diluée.

1.2 Traitement

Le traitement recommandé est le métronidazole (Flagyl®) ou la clindamycine (Dalacine®), par voie orale ou en application locale.

2 Candidoses vulvo-vaginales

Ce sont des infections dues à un champignon, *Candida albicans* le plus souvent. Elles sont la conséquence d'un déséquilibre de la flore normale. De nombreux facteurs peuvent les favoriser : une antibiothérapie antérieure, un déséquilibre hormonal, des traitements locaux intempestifs (médicaments ou soins d'hygiène agressifs), des difficultés psychologiques.

2.1 Épidémiologie

Elles sont très fréquentes, et l'on estime que 75 % des femmes font au moins un épisode de candidose vaginale dans leur vie. **Ce ne sont pas des IST**. Les partenaires masculins des femmes en poussée de candidose peuvent présenter une inflammation du gland (balanite), mais leur traitement éventuel ne modifie pas l'évolution de la maladie chez la femme.

Elles peuvent s'associer à d'autres infections, ou leur succéder du fait des traitements. Elles augmentent le risque de contamination par une IST.

2.2 Clinique

Les candidoses se manifestent par des signes inflammatoires siégeant au niveau de la vulve, parfois accompagnés de leucorrhées. Le pH vaginal reste normal.

2.3 Diagnostic

L'examen direct retrouve des levures et des filaments évocateurs. La culture sur milieu spécifique permet d'identifier le type de *Candida*.

2.4 Traitement

Dans les formes simples, on associe une prise unique par voie orale de fluconazole (Triflucan®) à 7 jours de traitement local. **Dans les formes sévères** et en cas de récidive, le traitement local doit être prolongé pendant 2 semaines, associé à plusieurs jours de fluconazole. **En cas de récidives fréquentes**, certains auteurs préconisent une prise systématique de fluconazole, 1 fois par mois après les règles.

XV

Prévention

La prévention des IST se fonde sur la connaissance de la réalité, mais doit tenir compte des émotions qui sous-tendent les comportements sexuels. Les minimiser rendrait caduques les messages préventifs, même les plus ciblés.

1 Composantes psychologiques

1.1 Désir et comportement

Le désir est l'expression d'une énergie qui vient de la profondeur de l'être, et le pousse à agir. C'est un moteur essentiel de l'activité humaine. Les désirs sexuels ne sont ni bons ni mauvais, et tous les fantasmes ou les rêves sont permis, mais c'est ce qu'on en fait qui peut être bon ou nocif. Le désir sexuel est une force puissante qui nous fait aller vers l'autre. Lutter contre elle est source de frustrations, se laisser porter aveuglément expose au drame et à la souffrance. Le désir doit donc être apprivoisé pour concourir à l'épanouissement de l'individu.

L'être humain peut décider de ce qu'il s'autorise ou s'interdit. Apprendre à contrôler ses envies fait partie du cheminement de l'adolescence. Être libre, c'est savoir dire NON à ce qui n'est pas bon, pour pouvoir dire OUI à ce qui fait du bien et contribue à l'épanouissement.

Toutes les recommandations préventives se heurtent à la difficulté de faire coïncider les comportements réels avec ce qu'on sait être les bons choix, décisions d'autant plus incertaines que prises dans un contexte ou les émotions dominent. Il s'agit d'un apprentissage qui dépasse largement le domaine de la prévention des IST, mais celle-ci ne peut être efficace que si elle s'inscrit dans cette démarche éducative.

Les différents codes moraux, issus de croyances religieuses ou de règles collectives, sont des repères importants pour guider chacun dans ses choix, mais la véritable morale est faite des valeurs que s'approprie chaque individu. Elle repose sur le respect de soi et le respect des autres. S'agissant de la relation à l'autre, le libre-arbitre est limité par les règles de la société dans laquelle on vit (interdiction de la violence ou de la mise en danger d'autrui, protection des mineurs), dont la transgression éventuelle est sanctionnée par la loi. Ces règles sont variables selon les cultures et peuvent parfois paraître discutables, mais leur respect est nécessaire à la vie en collectivité.

1.2 Être objet de désir

Être désiré apporte souvent une sensation agréable, renforçant l'image que l'on a de soi. Éveiller le désir chez l'autre, se donner le temps de le laisser évoluer, en savourer les manifestations font partie des jeux habituels de la séduction et de l'érotisme.

Être désiré peut aussi être négatif, voire dévalorisant, quand ce désir est envahissant, parfois agressif, niant la personne et la réduisant à un objet susceptible d'être utilisé.

Un adulte doit savoir gérer ses désirs, mais tous n'y parviennent pas. Plus de la moitié des viols sont effectués par des agresseurs connus de la victime. Sans diminuer la responsabilité humaine et pénale des violeurs, il est important d'apprendre à éviter les situations susceptibles de dégénérer et de ne pas s'exposer aux pulsions incontrôlées d'un autre.

2 Moyens de la prévention

Ils sont très divers. Nous envisagerons la fidélité, l'utilisation de préservatifs, le dépistage et les traitements, le *safer sex,* enfin la circoncision.

2.1 Fidélité

La fidélité à un partenaire (indemne d'IST) est, avec l'abstinence, la meilleure garantie contre une contamination d'origine sexuelle. Cette sécurité en est une conséquence heureuse, mais en faire un but en soi, c'est réduire la fidélité à une assurance sanitaire.

La fidélité est un choix et un engagement qui reposent sur la priorité donnée au partenaire. C'est un moyen pour protéger une relation spécifique. C'est le témoignage de l'importance de cette relation. Pour ceux qui adhèrent à ces valeurs, la fidélité vient renforcer le couple, l'aide à durer et à s'intégrer dans un projet de vie.

Prôner la fidélité comme un moyen de prévention est illusoire. C'est par ailleurs dévaloriser l'engagement qu'elle peut représenter, et instrumentaliser la peur de la maladie pour défendre des valeurs morales que l'individu ne s'est pas approprié et qui lui sont alors artificiellement imposées.

2.2 Utilisation de préservatifs

Les IST se transmettent par contact direct. Le préservatif est le seul moyen permettant, au cours d'un rapport sexuel, d'éviter la plupart de ces infections, en s'interposant entre les muqueuses et les sécrétions génitales. Son utilisation doit être systématique :

– avec tout nouveau partenaire, au moins pendant les premiers mois de la relation, et jusqu'à ce que chacun se soit fait dépister pour le VIH ;

– après chaque « prise de risque », jusqu'aux résultats des contrôles médicaux ;

– en l'absence de la conviction de pouvoir faire confiance à l'autre (fidélité ou protection avec d'éventuels autres partenaires).

La fréquence des IST témoigne d'une sous-utilisation des préservatifs. Cette sous-utilisation s'explique encore par une insuffisance d'information, mais surtout par un déni des risques et/ou par le refus de voire réglementer une activité qui est avant tout du domaine du plaisir et de la spontanéité. Certaines difficultés contrarient son usage.

2.2.1 OBSTACLES

Déni du risque

C'est l'une des premières causes de non-utilisation des préservatifs. Le risque est perçu comme lointain et improbable, ou vécu comme une fatalité. Seules des campagnes de prévention répétées et ciblées peuvent contrebalancer cette perception faussée de la réalité.

Une situation particulière est la **relation amoureuse très investie**. Dans l'inconscient collectif, les IST restent marquées du sceau de la honte et de la souillure, et ces sentiments n'ont pas de place à côté du vécu amoureux. La relation sexuelle est sublimée, et les risques éventuels effacés. Traverser cet « état de grâce » est un cadeau de la vie et il est bon d'en profiter, mais **l'amour n'empêche pas la transmission des microbes** et ne dispense pas de se protéger. Des contaminations dramatiques sont survenues dans ce contexte.

Réticences psychologiques

Pour des gens d'âge mûr ou dans certaines cultures, l'utilisation du préservatif renvoie à la prostitution et semble insultante pour la partenaire. Changer cette perception et considérer que se protéger, c'est aussi respecter l'autre, nécessite un cheminement psychologique.

Pour certains, la relation sexuelle est vécue comme un moment de partage tellement intense qu'elle donne l'illusion de se confondre avec l'autre. Le préservatif symbolise alors une barrière s'opposant à cette fusion. Faire le deuil de l'impossible symbiose (qui renvoie à la vie avant la naissance, dans le ventre maternel) est une étape importante vers l'autonomie. Une véritable rencontre ne peut se faire qu'entre deux personnes distinctes et qui, avec ou sans préservatif, restent des individus différents.

Quelles qu'en soient les raisons profondes, il peut exister un **véritable blocage** à l'utilisation du préservatif masculin, avec perte de l'érection dès les tentatives de mise en place. Ces troubles sont sources d'angoisses qui aggravent encore la situation. Verbaliser le ressenti, en discuter avec la partenaire peut aider à dépasser cette difficulté. Ailleurs, il peut être nécessaire de prendre un avis spécialisé.

Problèmes moraux

La promotion du préservatif a pu être présentée comme un encouragement à la débauche. Quelles ques que soient les références morales, la possibilité d'utiliser des préservatifs ouvre un espace de liberté où le choix du partenaire n'est pas dicté par la peur d'une contamination, mais par une décision intime, concordante ou non avec le système de valeurs de chacun.

Acheter des préservatifs

En-dehors des lieux de distribution gratuite (centres de dépistage, Planning familial, associations de prévention...), les préservatifs peuvent être achetés en pharmacie, en grandes surfaces ou en distributeurs. C'est une démarche source de gêne pour de nombreux adolescents, mais aussi d'adultes (peur du jugement sur la vie sexuelle). Utiliser des préservatifs est un acte de responsabilité vis-à-vis de soi-même et des autres, et ne justifie aucun sentiment de honte, d'autant que les pharmaciens sont des professionnels de santé habitués à vendre des produits d'hygiène.

Disposer de préservatifs

Nombre de rapports non protégés ont lieu alors que les partenaires souhaitent utiliser un préservatif, mais n'en disposent pas au moment de passer à l'acte. Il est recommandé d'avoir avec soi des préservatifs, non seulement quand on prévoit d'avoir une relation sexuelle, mais aussi *chaque fois qu'on ne l'exclut pas formellement*. Les femmes comme les hommes doivent avoir des préservatifs, et ne pas faire dépendre leur sécurité du bon vouloir de l'autre.

Négociation initiale

Les choses sont plus simples quand les partenaires ont librement parlé de leur relation possible, à distance du rapport, sans attendre les caresses préliminaires. Quoi qu'il en soit, il est indispensable d'aborder le sujet. Certains n'osent pas, craignant de donner l'image d'une vie dissolue, alors que bien souvent cette proposition est vécue avec soulagement.

Plus difficile à gérer est le refus ou les réticences de l'autre, surtout si sa réponse semble remettre en cause la relation elle-même : « Tu n'as pas confiance en moi ? » ou « Tu as un problème ? ». Il est nécessaire alors d'être très clair avec sa décision, tout en écartant toute attitude agressive ou blessante, et de souligner l'importance de se sentir en sécurité pour se laisser aller au plaisir (« Prends soin de moi... »).

2.2.2 PRÉSERVATIF MASCULIN

Le préservatif masculin ne peut se mettre que sur un sexe en érection, c'est-à-dire alors que l'excitation déjà présente risque d'affaiblir les plus solides déterminations. Sa mise en place peut être discrète, mais peut aussi faire partie du jeu érotique.

Le sachet qui protège le préservatif ne doit pas être ouvert longtemps à l'avance, sous peine d'altérer les capacités de résistance du latex. Bien que les préservatifs masculins soient le plus souvent munis d'un petit réservoir, il est souhaitable, lors de la mise en place, de n'en pas plaquer l'extrémité sur le gland, mais au contraire de laisser une zone vide, afin de diminuer le risque de rupture. Après l'éjaculation, le préservatif doit être retiré et, en cas de nouvelle pénétration, il faut en utiliser un autre.

Échecs

Les principaux échecs de l'utilisation des préservatifs sont la rupture ou le glissement. **Le risque de rupture** est évalué à 1 %. Il est favorisé par une insuffisance de sécrétion vaginale, qui peut être due soit à une inflammation locale, justifiant alors un avis médicalisé, soit à une insuffisance d'excitation (donc de sécrétions vaginales) avant la pénétration. L'usage de lubrifiant hydrique (jamais de vaseline ni de corps gras) est fortement conseillé pour limiter ce risque. Les lubrifiants sont indispensables en cas de pénétration anale, du fait du risque majoré de rupture. **Le glissement** se produit le plus souvent après l'éjaculation, si le partenaire masculin ne se retire pas avant la baisse de son érection.

En cas de rupture ou de glissement, il faut, sans délai, aller consulter pour bénéficier de tests de dépistage, voire d'un traitement anti-VIH et, si la femme n'utilise pas un autre moyen de contraception, recourir dès que possible à la « pilule du lendemain » (Norlevo®, en vente libre en pharmacie).

Inconfort

Ce sont surtout les hommes qui s'en plaignent : impression de striction de la verge, diminution de la perception des sensations. En fait, ces inconvénients sont variables en fonction des préservatifs, et il est souhaitable d'en essayer plusieurs marques pour déterminer celles qui conviennent le mieux. Du point de vue de l'efficacité, toutes les marques portant le sigle « NF » sont satisfaisantes.

Intolérance

Homme ou femme peuvent être **allergiques au latex**. L'utilisation de préservatif entraîne alors des sensations de brûlure ou d'irritation au niveau des muqueuses. Après avoir éliminé, notamment chez la femme, une infection locale, il est nécessaire de recourir à des préservatifs hypoallergéniques et surtout des préservatifs en polyuréthane.

2.2.3 PRÉSERVATIF FÉMININ

Il s'agit d'un fourreau en polyuréthane de 17 cm de long, dont l'ouverture est constituée d'un anneau souple et qui contient à l'extrémité un autre anneau flexible (fig. 7). Ses parois sont lubrifiées par un enduit à base de silicone.

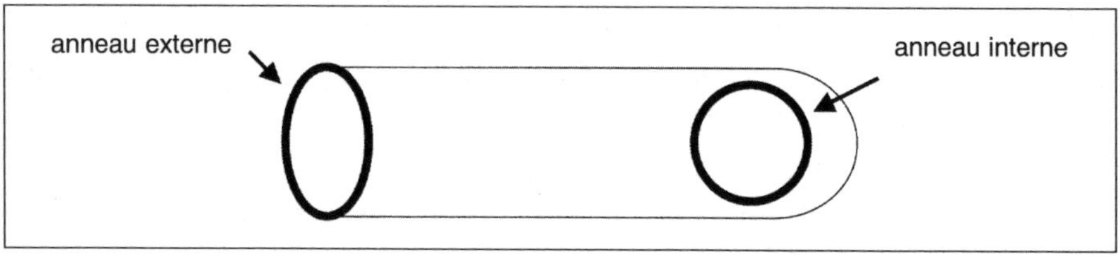

Figure 7 : Préservatif féminin.

Mise en place

Elle s'effectue en pinçant l'anneau interne et en l'introduisant dans le vagin (comme un tampon périodique). Une fois introduit, l'anneau reprend sa forme initiale. Il faut le pousser dans le vagin avec l'index. Sa souplesse fait que sa présence n'entraîne pas de gêne.

L'anneau externe doit rester en-dehors du vagin. Il maintient le préservatif en place pendant la pénétration. Après le rapport, il faut le faire tourner sur lui-même pour fermer le préservatif et le retirer simplement. Le Femidom est à usage unique.

Avantages

Le Femidom peut être mis, comme le préservatif masculin, au moment de la pénétration, mais aussi bien avant l'acte sexuel, ce qui peut limiter les problèmes de la « négociation » ou de l'oubli de se protéger dans un contexte d'excitation. L'homme n'a pas de sensation de striction de la verge, comme avec certains préservatifs masculins, donc plus de confort et moins de problèmes d'érection.

Il n'est pas nécessaire pour le partenaire de se retirer juste après l'éjaculation, car il n'y a pas de risque de glissement même quand l'érection diminue. Les ruptures sont plus rares qu'avec le préservatif masculin. Le Femidom peut être utilisé pour les pénétrations anales, après avoir retiré l'anneau interne. Il n'entraîne pas d'allergie au latex.

Inconvénients

Le Femidom entraîne parfois des réticences avant son utilisation, liées à un a priori sur son aspect anti-érotique, qui n'a en fait rien à envier au préservatif masculin.

Le prix à l'unité reste plus élevé. Dans la pratique, les utilisateurs soulignent parfois la perception de bruits pendant l'acte sexuel.

Précautions nécessaires

Lors de la pénétration, guider la verge dans le fourreau et non à côté. Ne pas associer avec un préservatif masculin (incompatibilité des lubrifiants majorant le risque de rupture).

Au total

Le Femidom présente de nombreux avantages qui justifient :

- au niveau individuel, de l'expérimenter ;
- au niveau collectif, d'en favoriser la promotion et l'accès (prix...).

2.3 Dépistage et traitement

À côté du dépistage du VIH, il est indispensable d'aller consulter pour tout signe clinique, même discret, survenant dans les suites d'un rapport sexuel, surtout s'il n'a pas été protégé. Sensations de brûlures en urinant, écoulement vaginal inhabituel, écoulement urétral, douleurs pelviennes, lésions cutanées ou muqueuses, adénopathies inguinales peuvent être les manifestations d'une IST, justifiant des examens complémentaires pour adapter un traitement spécifique.

La prise en charge précoce d'une IST est un élément important pour en limiter les conséquences individuelles et collectives. La plupart des IST bénéficient de traitements efficaces. Il est indispensable de **traiter le ou les partenaires** (sous peine de re-contamination si la relation est poursuivie) et d'utiliser des préservatifs jusqu'à l'éradication de l'agent infectieux. Cette information du partenaire est souvent difficile, voire conflictuelle, quand elle

CONDUITE À TENIR DEVANT UNE PRISE DE RISQUE RÉCENTE

1) En cas de non-utilisation ou de rupture de préservatif : consultation au service d'urgence d'un hôpital (ouvert 24 heures sur 24) pour évaluer les risques de contamination par le VIH ou le VHB, et décider :
– d'un éventuel traitement anti-VIH qui, pour être efficace, doit être débuté dans les heures suivant le rapport (sans intérêt après 24 heures),
– d'un rappel vaccinal, voire d'une sérovaccination contre le VHB,
– du type de suivi pour la surveillance ultérieure.
Cette consultation doit, si possible, être faite avec les deux partenaires.

2) En l'absence d'un autre mode de contraception : pilule du lendemain.

amène à révéler à l'autre une infidélité. Elle est pourtant inévitable, et la retarder ne peut qu'aggraver la situation. Éviter ces situations douloureuses est un argument supplémentaire pour l'utilisation des préservatifs.

2.4 Vaccination

Des vaccins efficaces existent contre l'hépatite B et les infections à papillomavirus. La gravité potentielle de ces infections (cirrhose et cancer du foie pour le VHB, cancer du col utérin pour le papilloma) justifie de très larges indications pour le vaccin. En ce qui concerne le VIH, les recherches se poursuivent, mais il n'est pas encore certain qu'elles aboutiront.

2.5 *Safer sex*

On désigne sous cette appellation le partage de caresses sans contact entre les muqueuses. Il n'y a donc pas de pénétrations ni de rapports bucco-génitaux sans protection. Les risques de transmissions en sont considérablement diminués, notamment en ce qui concerne le VIH et les infections bactériennes. La contamination reste possible par les virus herpétiques et, chez les sujets non vaccinés, par le virus de l'hépatite B.

2.6 Circoncision

Différents travaux épidémiologiques ont montré une prévalence significativement plus faible de la maladie VIH dans les régions où plus de 80 % des hommes sont circoncis. Des études scientifiques contrôlées ont été mises en place, afin de faire la part entre les conséquences de comportements culturels ou religieux et le rôle direct de la circoncision. Ce dernier a été confirmé.

En Ouganda, une étude portant sur 5 000 hommes volontaires, tirés au sort pour déterminer un groupe circoncis d'emblée et un groupe témoin dont la circoncision devait être différée, montre, au bout de 2 ans, 2 fois moins de contaminations VIH chez les sujets circoncis. En ce qui concerne les autres IST, la différence est significative pour les infections avec ulcérations génitales, mais pas pour les urétrites. Il est à noter que l'utilisation de préservatifs dans le groupe des sujets circoncis ne s'est pas modifiée, sans qu'on puisse projeter ce comportement sur une population moins avertie que celle encadrée par les acteurs de ce protocole de recherche.

Le rôle de la circoncision s'explique par l'épithélialisation progressive de la muqueuse du gland, qui devient difficile à pénétrer par le VIH et par les autres agents infectieux. La diminution du risque n'est pas immédiate, et devient réelle après plus d'un an.

Quelles conclusions faut-il tirer de ces résultats ? Si l'on peut se réjouir de la diminution du risque chez les sujets circoncis, on est encore loin de pouvoir proposer la circoncision dans le seul but de la prévention.

Conclusion

Réussir sa vie comporte de nombreux aspects. La vie sexuelle en est une composante. Les IST, malgré les progrès de la médecine, représentent encore un risque réel aux conséquences parfois dramatiques (sida, cirrhose, cancers du foie ou du col utérin), mais toujours très pénibles, sources de souffrance, de stérilité, mais aussi de conflits. Les éviter est donc nécessaire. Des vaccins existent contre le VHB, les papilloma, et demain les virus de l'herpès, mais le VIH échappe encore aux efforts de la recherche.

Le préservatif reste donc toujours d'actualité. Il libère de la peur de la maladie et permet à chacun de choisir sa vie sexuelle en fonction de ses propres valeurs. Si éviter une IST est techniquement facile, les comportements, confrontés aux désirs et aux émotions, sont souvent ambigus et contradictoires.

La prévention des IST ne doit pas faire passer au second plan la contraception. La reproduction est au cœur de la relation sexuelle, même si, chez l'être humain, elle n'en est qu'un des aspects. Si un rapport sexuel peut exposer à la transmission d'une infection, il représente un risque beaucoup plus grand de fécondation. Les progrès de la médecine ont permis que donner la vie soit un choix : encore faut-il savoir les utiliser.

Se respecter, choisir ce qui est bon pour soi, renoncer à ce qui ne l'est pas, respecter le partenaire, faire que le relation sexuelle soit la rencontre de deux personnes complices et attentives n'est pas immédiat et participe de l'éducation toute entière.

Aimer à perdre la raison... ?

On peut aimer sans en mourir…

Glossaire

Adénite : inflammation d'un ganglion lymphatique.

Adénopathie : perception d'un ganglion lymphatique anormalement gros.

ADN (acide désoxyribonucléique) : grosse molécule située dans le noyau de la cellule et formée par l'enchaînement de nucléotides (associant une base azotée, du phosphate et du désoxyribose), dont la succession réalise un « code barre », support de l'information contenue dans les gènes. Les chromosomes humains sont constitués d'ADN.

Antigène pp65 : constituant du cytomégalovirus, dont la présence témoigne, chez un sujet immunodéprimé, d'une réplication suffisamment importante pour incriminer le CMV comme cause d'une pathologie ou pour justifier la mise en route d'un traitement anti-CMV avant même les manifestations cliniques.

Apoptose *:* mort cellulaire activée par la cellule elle-même.

ARN (acide ribonucléique) : grosse molécule formée par l'enchaînement de nucléotides correspondant à ceux de l'ADN, mais différents, servant à transporter l'information contenue dans l'ADN. Le génome de certains virus est constitué d'ARN.

Ascite : liquide présent à l'intérieur de la cavité péritonéale.

Bilirubine *:* produit de dégradation normale de l'hémoglobine, éliminé par le foie. En cas d'altération de la fonction d'épuration du foie, le taux de bilirubine augmente, entraînant une coloration jaune de la peau et des conjonctives (ictère).

Biopsie *:* prélèvement d'un fragment de tissu pour l'analyser.

Bubon *:* abcès siégeant dans un ganglion lymphatique.

Cervicite *:* inflammation du col utérin.

Charge virale : quantité de virus circulant, mesurée par PCR.

CPK (créatine phosphokinase) : enzyme musculaire dont l'élévation dans le sang traduit une atteinte du muscle.

Colonisation : multiplication locale de bactéries qui n'entraînent pas d'infection.

Cryothérapie : traitement par le froid (exemple : azote liquide) de tissus anormaux pour les détruire.

Cytochrome P450 : système enzymatique hépatique utilisé pour la dégradation de certaines molécules, avant leur élimination.

Cytokines : molécules sécrétées par les cellules immunitaires pour interagir entre elles.

Diabète gestationnel : diabète survenant pendant la grossesse.

Dysurie : difficulté à uriner.

Électrocoagulation : traitement par l'électricité de tissus anormaux pour les détruire.

Exérèse : ablation chirurgicale de tissus anormaux.

Fond d'œil : examen de la rétine à l'aide d'une loupe spéciale.

GRAM : méthode permettant de classer les bactéries en fonction de leur capacité à fixer la coloration de GRAM.

Hémoculture : prélèvement de sang pour rechercher au laboratoire la présence de microbes.

Hémophile : sujet porteur d'une maladie génétique responsable de l'absence, dans le sang, de molécules indispensables à la coagulation.

Histologie : étude de l'architecture des tissus.

Ictère : coloration jaune des conjonctives et de la peau par accumulation de bilirubine.

INVS (Institut de Veille sanitaire) : institut chargé de surveiller les différents problèmes de santé et de donner l'alerte en cas de situations particulières.

IRM (imagerie par résonance magnétique) : technique permettant d'obtenir des images très précises des organes en les soumettant à un champs magnétique puissant.

LCR (liquide céphalorachidien) : liquide entourant le système nerveux central, que l'on peut étudier en faisant une ponction lombaire. Sa composition se modifie en cas d'inflammation des méninges.

Mitochondries : structures permettant les phénomènes d'oxydoréduction nécessaires à la production d'énergie dans la cellule.

Mycose : infection due à un microbe appartenant à la famille des champignons.

Neuropathie : maladie d'un nerf périphérique.

Orchiépididymite : inflammation d'un testicule et de l'épididyme.

PAN (périartérite noueuse) : maladie inflammatoire touchant la paroi des artères, retentissant sur la vascularisation des différents organes.

Pathogène : susceptible d'entraîner une maladie.

Séquençage : analyse des séquences d'acides nucléiques de l'ADN ou de l'ARN.

Séroconversion : apparition d'anticorps spécifique d'un germe donné.

Transaminases : enzymes hépatiques dont le taux augmente dans le sang en cas de lésion des cellules du foie.

Biblographie

ANAES & INSERM, *Réunion de consensus : vaccination contre l'hépatite B,* consultable sur site : www.anaes.fr rubrique « Publications ».

Annales de dermatologie et de vénéréologie (publ. de la Société française de Dermatologie et de l'Association des Dermatologistes francophones), « Maladies sexuellement transmissibles. Recommandations diagnostiques et thérapeutiques », vol. 133, n° 8-9, p. 641-738, Flammarion, 2006.

Bulletin épidémiologique hebdomadaire, « Renago 2004. Mise au point sur le traitement antibiotique probabiliste des urétrites et des cervicites non compliquées », n°1, p. 2-5, InVS 2006.

Bulletin épidémiologique hebdomadaire, « Infections sexuellement transmissibles et VIH », n° 25, p. 177-184, InVS 2006.

Collège des Universitaires de Maladies infectieuses et tropicales, *Maladies infectieuses et tropicales,* Vivactis Plus, 2006 (20e éd.).

Leslie Collier & John Oxford, *Virologie humaine,* Flammarion, 2004.

François Denis & Christian Trépo, *Virus des hépatites B et Delta,* Elsevier, 2004.

Pierre Marie Girard, Christine Katlama & Gilles Pialoux, *VIH,* Doin, 2004 (6e éd.).

Jean-Marie Huraux, Jean-Claude Nicolas, Henri Agut & Hélène Peigue-Lafeuille, *Traité de virologie médicale,* Estem, 2003.

Institut de Veille sanitaire, *Lutte contre le VIH-sida et les infections sexuellement transmissibles en France, 10 ans de surveillance 1996-2005,* mars 2007.

Marie-Christine Mazeron, *Cytomégalovirus,* Elsevier, 2002.

Michel Segondi, *Infections virales sexuellement transmissibles,* Elsevier, 2003.

Marc Steben & Fernand Turgeon, *Les maladies transmissibles sexuellement,* Presses de l'Université de Montréal, 1994.

Patrick Yeni, *Prise en charge médicale des personnes infectées par le VIH. Recommandations du groupe d'experts,* Flammarion, 2006.

Achevé d'imprimer sur les presses de la SEPEC : 1er trimestre 2008
1, rue de Prony - ZAE des Bruyères - 01960 PERONNAS
Tél : (33) 04 37 62 11 06
Dépot légal 1er trimestre 2008 - Imprimé en France